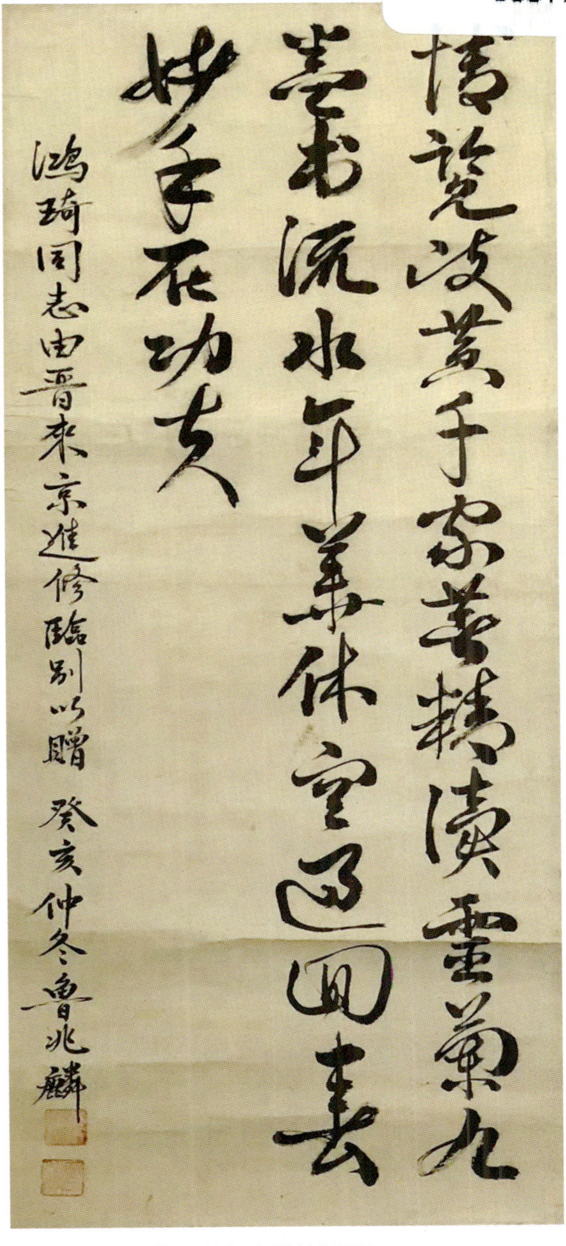

▲ 北京中医药大学鲁兆麟教授题词

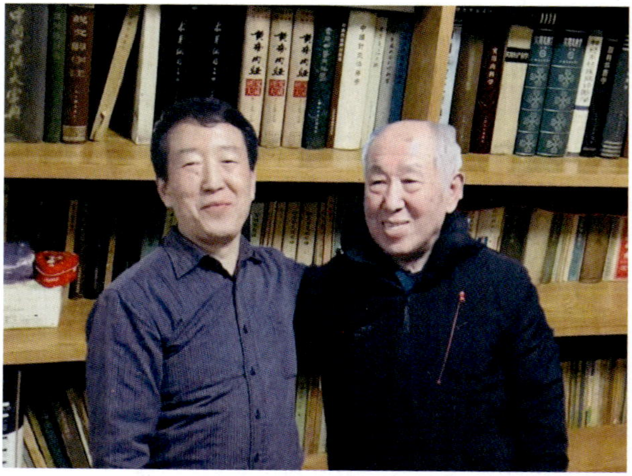

▲ 与恩师鲁兆麟教授合影（己亥仲冬）

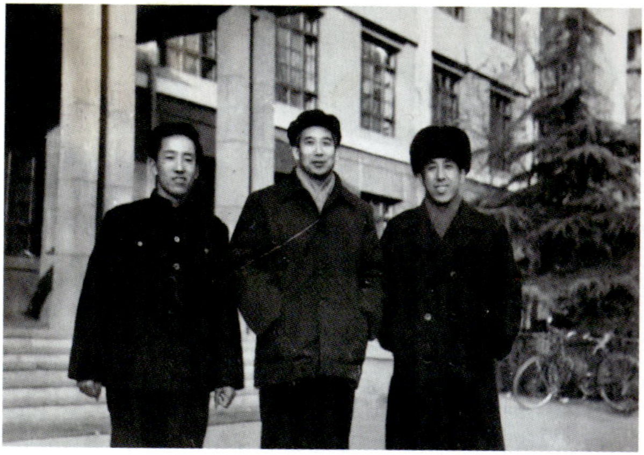

▲ 与王宏图、鲁兆麟教授合影（1983年）

“山西省中医药传统知识保护数据库”项目
“中医名家临证实录”丛书

李鸿琦医案医话

李鸿琦 编著
李子澎 李文昭 整理

山西出版传媒集团
山西科学技术出版社

序

鸿琦同志捧两本书稿来京见我，说："给老师交作业了。"高兴之余追忆往昔，已经是三十多年前的事，学生也到古稀之年了！

"天作之合"，鸿琦同志还是由我介绍来到北京中医药大学中医各家学说班进修的，而后跟我学习。当时我在宣武区（现北京市西城区）讲课，是他专注认真的学习精神触动了我。他先是坐班系统学习中医各家学说。由于历史的客观原因，他同时跟随钱超尘教授学习古代汉语、医古文，为研读历代医学典籍打基础。后来的几年里，他每年都来我家小住几月，帮助我整理历代医学资料，重点是医案。在我的学生中，我和鸿琦同志相处时间是最长的。他勤奋好学，不怕吃苦，曾参加由我主编的《中医医案学》一书的基础编写工作，继又参加了《〈黄帝内经〉研究大成》一书的编写。后来一直忙于临床，一晃就是三四十年。

编写《李鸿琦医案医话》是我预料中的事，因为我们师生一直致力于历代医案的收集、整理和研究。他将自己五十年行医的宝贵经验翔实地记录下来，并以医话形式加注说明，要比别人记载整理客观得多。外感类病案巧用、活用仲景经方，内伤类多是疑难杂症，好多病从西医角度是难治、不治之症，但是他用中医中药取得良效。病种广涉内、妇、儿、皮肤各科，是个名副其实的全科医生，真正是各家学说领域培养成才的佼佼者。他在书稿中强调，若能依证用方就能取得相应的疗效，每例方证都能经得起临床验证，这样的医案才具有临床借鉴意义。我相信，《李鸿琦医案医话》对广大中医工作者、中医爱好者是一本很好的临床参考书。

我一直主张，临床书籍就应该由具有丰富经验的临床医生编写，这样才能避免理论与实践的严重脱节。鸿琦同志一生临证，在京期间背诵《黄帝内经》《伤寒论》《金匮要略》《温病学》，遍读中医各家典籍，医理、文理已具深厚的底蕴，集一生的经验而成此书。结合临床"方证同记"学以致用，书写方歌注意押韵，读来朗朗上口。用白描的写作手法，贴近临床，通俗易懂，根据自己的临床心得，阐述主治功用，特别是对方证的临床应用多具拓展和发挥。根据自己的临床体会，将《伤寒论》《金匮要略》中常用方药有选择的加入书中,并收集历代名方于书中。突出辨证，不拒中西，以自己多年的经验和学习体会，收录了以西医病名应用中药治疗的案例，为在西医大环境下工作的中医人提供宝贵资料,拓展临证思路。因此，本书适宜于初到临床和师承带徒、自学成材的中医爱好者学习，也是临床中医师的一套很实用的工具书。

鲁兆麟

己亥仲冬于北京兆麟堂

前言

笔者学医、行医五十载从未间断，深知一个医生要从理论到临床融会贯通的艰难。因此，收集自己一生行医的病案和经验撰写成本书，是想告诉后学者我是怎么行医看病的。

当年于北京中医药大学进修学习期间，在恩师鲁兆麟教授的指导下，笔者对现存医案进行了系统的整理，并参加了恩师鲁兆麟教授《中医医案学》一书的基础编写工作，于整理、学习中发现，传统的医案多是后学者记录或整理而成，这从学术研究、临床借鉴方面都是无可厚非的。但是，就医案记录的本人而言，在当时辨证施治的原意、处方用药的思路是什么,在多数医案中并没能收录。后学者只能仁者见仁、智者见智、莫衷一是。我也让学生将我行医的病案进行过整理，看后亦不尽人意或有悖原意。有感于此，决定亲自把关，将自己五十年来所记录的病案进行整理，梳理成文。书写原则：第一，记录客观完整，案中详列中医证候，有西医诊断记录的尽量收入。第二，所选病案多是棘手难治或西医认为

“保守不治之症”。第三，处方疗效理想，依证处方经得起重复验证，值得读者研究借鉴！避免闲言碎语，为文而文，贻误他人。

为读者方便，依照我平时临床习惯，按内科、妇科、儿科、皮肤科、外科、五官科依次排列。于病案后适当加些按语以强调当时的辨证用药思路，并将一组组症候简明扼要地进行了归纳，便于读者分辨，是为医话。意在将自己一生行医的经验和用药心得尽量表述出来，希望对读者有所启发，阅读后“拿来用”即可。案中处方多是“遵经泥古”，从《伤寒论》《金匮要略》和本科教材而来，并结合笔者学医、行医的心得，因此更适合中医院校毕业学生和自学中医而没有机会在临床上从师实践的同仁。但是，学者要特别注意，案中处方“常中有变”，其中的用药比例、临证加减、功效发挥都应细心揣摩，绝不是单纯的“照章宣读”。笔者愿为人梯，衷心希望各位年轻医生从本书中有所启发，在临床上少走一些弯路，很快地开展工作，早成一方名医！是为序。

书稿开始收集筹划，儿子、儿媳也留学回国，他们都是医学博士，从小耳濡目染，喜欢中医，学习中医，在家期间经常随诊实践，多数病案是他们记录、保存下来的，回国后又进行了系统整理，才使拙作得以完善，也了结我一生最大的心事。

李鸿琦

己亥年壬申月于药香斋

目 录

内科

妇科

儿科

皮肤、外科

五官科

内科

流感　感冒

1. 刘 X，男，39 岁，1996 年 3 月 11 日初诊。

主诉：发热、怕冷 2 天。伴头痛烦躁，周身疼痛，偶汗不畅，二便利，舌尖红，脉浮数（94 次 / 分），体温 39.0℃。

诊断：感冒（热郁感寒）。

诊治：发汗解表清里。

方药：大青龙汤加减。麻黄（去上沫）18g、桂枝 7g、炙甘草 5g、杏仁 10g、生石膏（先煎）50g、荆芥 6g、防风 12g、生姜 15g、大枣 5 枚。水煎，日 1 剂，2 剂。

1996 年 3 月 14 日复诊：当日回家服药 1 剂后，至夜周身汗出，晚上 11 时体温 37.5℃。次日大便两次，周身酸痛明显减轻，仍有咽干、口苦、纳差、尿黄，今晨起头昏软困，口干、咽燥，体温 36.7℃。方药：小柴胡汤加减。柴胡 25g、生晒参 10g、天花粉 12g、炙甘草 10g、黄芩 10g、瓜蒌 35g、生姜 15g、大枣 7 枚。水煎，日 1 剂，3 剂。

按

平素壮实体质感受寒邪，咽不红但体温高，脉浮紧，紧即是数，不可以温病论治，处方用大青龙汤最好，但是汗已出高热退，当服小柴胡汤善后。如果平时易汗者则不可予大青龙汤，当服小柴胡汤加石膏。

2. 杜X，女，37岁，1996年3月11日初诊。

主诉：发热、怕冷3天。伴头痛，口干心烦，周身酸痛，或发热出汗，经行第3天，血不多，腰困，咽干不疼，体温37.8℃。

诊断：经期外感（热入血室）。

诊治：和解少阳，达邪外出。

方药：小柴胡汤加减。柴胡25g、生晒参10g、炙甘草10g、黄芩12g、制半夏15g、生地黄15g、瓜蒌30g、生姜15g、大枣5枚。水煎，日1剂，5剂。

按

妇人外感，柴胡剂最宜，特别是月经前后感冒非小柴胡莫属。

3. 万X，女，29岁，2017年2月24日初诊。

主诉：外感缠绵不愈9天。口干，口苦，头昏闷痛，周身酸困，咽不适，少有咳嗽，时有发热，不冷，体温37.8℃。睡眠不实，常有失眠。平常胃口不好，经常吞酸泛恶。纳可，大便干硬，两三日一解，尿利。经行第3天，腹不适，经血不多。舌红尖赤，苔薄白乏津，脉滑（82次/分）。

诊断：感冒（邪留少阳）适遇经期。

诊治：和解少阳，理气调经。

方药：小柴胡汤加减。柴胡 25g、生晒参 10g、炙甘草 10g、黄芩 12g、制半夏 18g、瓜蒌 30g、生地黄 15g、干姜 5g、细辛 5g、五味子 5g、大枣 6 枚。水煎，日 1 剂，3 剂。

2017 年 2 月 27 日复诊：前天至今再没有发热，月经顺畅已干净第 2 天。不咳嗽，最令患者高兴的是自服药以来睡眠很好，周身舒服，要求再服药巩固睡眠。仍有吞酸，胃脘不适，大便仍干。方药：柴胡 25g、生晒参 8g、制半夏 18g、瓜蒌 40g、炙甘草 10g、黄芩 12g、芒硝（化）6g、浙贝母（研）15g、生姜 20g。水煎，日 1 剂，5 剂。

按

妇人外感有日，又值经期，处方小柴胡最宜，此案患者在调治外感的过程中竟然治愈了失眠，为以后的诊治失眠开拓了新思路。

4. 路 X，女，26 岁，2017 年 3 月 10 日初诊。

主诉：周身酸困，头昏头闷 14 天。气短无间休作，胸闷不咳，怕风、怕冷，体温 37. 8℃。病已 14 天，症状不增不减，口干、口苦、咽燥，纳差，时发干呕，大便干，一两日一解，末次月经第 18 天，近两天小腹时痛。舌暗红，脉滑（84 次 / 分）。

诊断：感冒（邪留少阳、并及阳明）。

诊治：和解少阳，少通阳明。

方药：小柴胡汤加减。柴胡25g、生晒参10g、黄芩12g、制半夏18g、炙甘草10g、桂枝10g、川大黄6g、生姜15g、大枣6枚。水煎，日1剂，空腹喝，3剂。

2017年3月14日复诊：气短、气沉、胸闷3天未发，怕风、怕冷、周身酸困消失，饮食正常，大便利，日解两次，体温36.4℃。原方再服3剂。

5. 刘X，男，44岁，1996年3月12日初诊。

主诉：咽喉疼痛，身热怕凉2天。周身疼痛，头痛喷嚏，面热面赤，咽下时咽痛更甚，体温38.8℃，查双侧扁桃体Ⅱ°肿大，左侧被膜有脓，左颌下淋巴结肿大如桃核，大便干，两日未解，尿黄赤。舌尖红，苔薄白干，脉浮数（92次/分）。

诊断：乳蛾（外感不解，中焦火郁），急性扁桃体炎。

诊治：解肌达郁，清热泻火。

方药：升降散合柴葛解肌汤加减。僵蚕10g、蝉蜕6g、川大黄10g、姜黄10g、柴胡20g、葛根20g、桔梗10g、羌活10g、白芷12g、黄芩12g、白芍10g、炙甘草6g、生石膏（先煎）30g、藿香10g、大枣5枚。水煎，日1剂，频服，5剂。

1996年3月17日复诊：第一、二天共服3剂药，第2天大便解两次，热退，咽痛减轻。体温36.8℃，双侧扁桃体肿大减为Ⅰ°，脓汁消减。上方再服5剂后继服利咽消蛾丹（协定方：僵蚕10g、蝉蜕6g、大黄6g、姜黄10g、桔梗10g、红花10g、薄荷10g、皂刺10g、生地黄15g、麦冬

15g、元参 15g、白花蛇舌草 30g、全蝎 3g。根据用量加倍，研末，每次 5g，日 3~5 次，温开水冲服。）每次 6g，日 3 次，坚持 3 周以上，防止复发。

按

急慢性扁桃体炎、扁桃体肿大是笔者专门研究的课题，常用制剂：利咽消蛾丹。通过多年观察总结，急性扁桃体发炎或欲化脓者，升降散合柴葛解肌汤消肿退热快捷。若是急性化脓性扁桃体炎则是升降散合《医学衷中参西录》消乳汤，化脓祛脓消肿最好。急性扁桃体炎可以化脓伴剧烈疼痛，有一部分病人初发就是化脓性扁桃体炎，但是并不甚疼痛。两者用药是有区别的，辨治不可不知。再则，病人临床治愈后均需服利咽消蛾丹3周至6周以上，特别是复发性扁桃体炎，平时扁桃体已经肿大不消者，利咽消蛾丹能有效地防止复发，使扁桃体炎逐渐消退！

6. 刘 X，男，45 岁，1996 年 4 月 13 日初诊。

主诉：周身不适，怕风身热 3 天。伴咽干、咽痛，呛咳无痰，咽红（咽部充血 ++），大便偏干，尿利，体温 37. 5℃。舌尖红，脉数不实（86 次 / 分）。

诊断：春温（风温郁火），流行性感冒。

诊治：宣泄郁火，疏风止咳。

方药：桑菊饮加减。桑叶 15g、杭菊 15g、僵蚕 10g、蝉蜕 6g、大黄 6g、连翘 18g、杏仁 15g、桔梗 12g、薄荷 10g、草节 8g、芦根 18g、川贝母 10g。水煎，日 1 剂，4 剂。

4 月 18 日复诊：咽痛呛咳减，周身不适轻，咽干燥渴，面热。桑叶 15g、菊花 15g、麦冬 12g、生地黄 15g、僵蚕 10g、蝉蜕 6g、连翘 18g、杏仁 15g、桔梗 6g、薄荷 10g、炙甘草 10g、芦根 20g。水煎，日 1 剂，分 4 次服，5 剂。

按

呛咳咽红，发音粗亢是桑菊饮证特有的一个症状，只要听过一次就不会忘记。

7. 高 X，男，13 岁，1996 年 4 月 13 日初诊。

主诉：咽痛、身热、怕冷 2 天。2 天来怕冷、身热，头痛、口渴，咽干、咽痛，咳嗽时发，痰少。咽红（咽部充血 ++），从上腭至咽部遍布粟粒样疹，胸前布粟粒样皮疹，体温 38. 0℃。舌尖红，苔薄白失润，脉浮数（104 次 / 分）。

诊断：风疹（风热郁表，脉络不畅）。

诊治：疏风清热，解表透疹。

方药：银翘散加味。金银花 18g、连翘 18g、薄荷（后下）10g、牛蒡子 18g、荆芥 8g、桔梗 10g、草节 10g、竹叶 6g、芦根 18g、柽柳 15g、生地黄 18g、玄参 18g、僵蚕 10g、蝉蜕 6g、大黄 6g。4 剂。第一次煎 10 分钟，第二次煎 20 分钟，日 1 剂，分 6 次服。3 剂。

1996年4月15日复诊：皮疹遍及手足，热退（体温36.8℃），大便利。上方减荆芥为5g，去柽柳，继服3剂。

按

但凡解表剂不宜久煎，古贤提示“煎令香气大出”即可。

8. 刘X，女，14岁，2001年7月14日初诊。

主诉：怕冷、发热3天。3天前饮食生冷又夹“感冒”，先有身冷，至夜发热，体温38.2℃，头身疼痛，少汗，鼻塞声重，咳嗽有痰，干呕、恶心，脘腹闷痛，大便日解两三次，肠鸣便溏。平素纳少，口淡口干。舌淡红苔白润，脉浮数。

诊断：时疫外感（中虚感疫），胃肠型感冒。

诊治：发汗解表，散风祛湿。

方药：败毒散加减。荆芥10g、防风12g、生晒参5g、炙甘草10g、茯苓12g、川芎12g、羌活12g、独活10g、柴胡15g、前胡12g、枳壳10g、桔梗10g、黄芩12g、薄荷6g。水煎，日1剂，频服，4剂。

2001年7月19日复诊：体温于服药第二天36.7℃，至今再未发热，精神尚可，纳仍差，微咳，上方荆芥、防风减为各6g，生晒参加为8g，继服4剂，以祛邪后扶正。

按

平素脾弱外感，及西医诊为“胃肠型感冒”者，败毒散最宜。如果没有腹泻症状，予服小柴胡汤加白芍亦佳。

9. 张X，男，47岁，2001年1月13日初诊。

主诉： 发热怕冷3周。3周来反复发烧，怕冷，体温37.8～38.5℃不退，困倦喜睡，四肢不温，少言懒语，腰困疼痛，平素怕凉喜暖，面少泽。咽部充血（±）。舌淡体大，苔白润，脉浮大无力。

诊断： 感冒（阳虚外感）。

诊治： 益气助阳，解表散寒。

方药： 再造散改汤。黄芪10g、生晒参6g、制附子（先煎1小时）15g、桂枝10g、草节6g、羌活10g、防风12g、川芎10g、细辛6g、白芍5g、炙麻黄6g、川大黄6g、生姜15g、龙眼肉12g。水煎，日1剂，5剂。

2001年1月19日复诊： 服药第二天热退，再未发烧，仍困倦怕冷，身疼消失。上方改附子为12g，先煎。继服5剂。

10. 栗X，女，68岁，2017年3月7日初诊。

主诉： 身热怕风又发第3天。自新年以来反复感冒，前天早起又觉周身酸困，身热怕风，头部偶有汗出，体温38.0℃左右已两天。咽干，少有咳嗽，痰不多。口渴不喜饮水，心烦纳少，大便偏干，两三日一解，尿利尿黄。形体消瘦，体重 38kg，面肤干燥。舌瘦红，舌下静脉瘀滞，脉浮数（92 次 / 分）。

诊断：感冒（阴虚火郁）。

诊治：宣泄郁火，滋阴解表。

方药：升降散合加减葳蕤汤。玉竹 20g、白薇 10g、僵蚕 8g、蝉蜕 5g、大黄 6g、淡豆豉 12g、桔梗 10g、薄荷 10g、川贝母 10g、生葱（以根须为主）4 枝、鲜姜 15g、大枣 4 枚。水煎，日 1 剂，频服，5 剂。

2017 年 3 月 12 日复诊：3 天来体温 36.7℃，困倦心烦减，咽仍干，纳谷知饥，大便日解一次，偏干。咳嗽基本停止。舌仍暗红干瘦，苔少不润，脉细弦（72 次 / 分）。原方法不变，继服 7 剂，以为巩固。

按

外感病案罗列虽多，仍是挂一漏万。一个门诊医生，如果能够正确合理地诊治好各型外感病，可以说已经处理好门诊病人的十分之七八。即使是所谓一些内伤杂病，也多是因外感引发或加重的，特别是咳嗽、哮喘、风湿等病。无论是流感或一般感冒，初起用西药对症治疗不能减轻的，选择中医治疗绝对是上策！一个感冒，辨证分型、处方多样，只要能够正确地辨证施治，方证合拍，真可以说"立竿见影"，疗效很好。

中医辨治外感病的分型原则是先分寒热，寒热表证对比虽多，关键是看咽喉：咽红或扁桃体红肿为热，不红为寒。至于寒热发作孰多孰少，用什么方法就像称重一样，如何量化？其他症状对比寒热就不必说了。寒热外感，妇女多用柴胡剂，月经前后外感更宜。男性多用大青龙汤、柴葛解肌汤，儿童以败毒散为主。再根据个人平素阴阳、气血、虚实体质，分别以助阳、益气、养血、滋阴则大法已定。如果是年资浅的医生，外感症状不典型者，径予柴胡剂，绝对不会出了大的差错，如果能熟练地掌握柴胡剂的加减应用，那寒性外感病都可取效！

重要的是，每次流感来袭，首先要根据时令，气候变化，当地环境综合分析，预测本次的流感性质，发现流感病人后及时印证比对，对本次流感的性质尽快辨别清楚，确立相宜的治疗大法，再结合个体差异辨证施治，做到成竹在胸，这样才能及时有效地应对大量的流感病人。

咳嗽　哮喘

1. 刘X，男，28岁，1997年2月21日初诊。

主诉： 咳嗽气急3天。咯痰不畅，咳则喉鸣气短，不喘，胸闷不舒，鼻塞不畅，喷嚏连连，小便利，大便日解一次。舌润苔薄白，咽不红。体温37.0℃。

诊断： 咳嗽（风寒犯肺）。

诊治：宣肺散寒，止咳平喘。

方药：小青龙汤加减。炙麻黄10g、杏仁15g、桂枝10g、细辛10g、干姜10g、半夏15g、白芍10g、炙甘草10g、五味子6g、蜂房6g、紫苏子15g。水煎，日1剂，4剂。

按

风寒咳嗽，咽部有声，但不是哮鸣音，充血不明显，服小青龙汤效佳。

2. 司X，女，36岁，1997年2月28日初诊。

主诉：咳嗽又发第3天。无明显外感症状，时发咳嗽，咯痰量少，稀白，或发呛咳，稍因受寒、饮冷则发，白天频咳，晚上很少咳嗽。咽部充血(±)，体温36.7℃。月经正常，舌淡红润，脉浮（72次/分）。

诊断：咳嗽（风邪犯肺）。

诊治：止咳化痰，宣肺疏表。

方药：止嗽散加味。桔梗12g、白前12g、川贝母10g、荆芥10g、紫菀12g、炙甘草6g、橘红12g、杏仁15g、制南星5g、干姜5g。水煎，日1剂，5剂。

1997年3月6日复诊：服上方第3天咳嗽停止，近3天再没咳嗽。方药改散：桔梗50g、白前60g、炙甘草40g、荆芥50g、橘红60g、紫菀60g、百部60g、川贝母60g、杏仁60g、制南星30g、干姜50g、大黄25g，共研细末，每服

5g，日 3 次，饭后 1 小时温开水冲服。

按

患者经常咳嗽，多次胸部检查未见异常，服用止嗽散屡效。为防止复发，几经说服，接受散剂。笔者与患者为邻五年许，再未复发。凉性咳嗽多用止嗽散，咽干鼻燥服杏苏散，此二方是凉性咳嗽的常用效方。

3. 刘 X，男，27 岁，1999 年 12 月 7 日初诊。

主诉：咳喘气急 3 天。自幼哮喘，秋冬常发，3 天前因外感哮喘又发，呼吸急促，胸膈满闷，倚坐不能卧，喉中痰鸣作响，咯痰量少不畅，动则更甚，口不渴，二便不畅。双肺布满低沉哮鸣音，心率 96 次 / 分。舌郁暗润，唇青暗红，鼻翼煽动，脉浮紧。

诊断：哮喘（寒痰伏肺，遇感触发）。

诊治：温肺散寒，化痰平喘。

方药：射干麻黄汤加味。海马（研冲）1 匹、射干 12g、炙款冬花 12g、紫菀 12g、细辛 10g、炙麻黄 12g、半夏 15g、五味子 8g、干姜 10g、龙眼肉 15g、大黄 10g。水煎，2 日服 3 剂，频服，6 剂。

1999 年 12 月 10 日复诊：4 天服上方 6 剂，自觉喘平，呼吸顺畅，咯痰利，量多色白，睡能平卧。双肺布明显哮鸣音，初诊时支气管痉挛太甚，仔细久听才能闻及低沉的哮鸣音。心率 84 次 / 分。上方继服 5 剂，日 1 剂。

1999 年 12 月 17 日三诊：自觉“哮喘已经好了”。纳谷正常，大小便利。舌暗红边有齿痕，苔薄白润，脉滑。听诊双肺仍有明显的哮鸣音，心率 84 次 / 分。依上方制散为长远计：海马 30g、射干 60g、炙麻黄 80g、炙款冬花 60g、细辛 60g、紫菀 60g、半夏 75g、大黄 30g、干姜 60g，共研细末，每服 5g，日 3 次，温开水送服。

按

治哮喘原则是宣降肺气、平喘止哮。症状平稳后制散久服防止复发。喘与哮必须分开，因为处方不同：喉中有声“如水鸡声”，双肺鸣响为哮；咳嗽喘促，双肺痰鸣为喘。仔细听诊可以发现哮和喘是有明显区别的。哮鸣用射干麻黄汤，喘咳痰嗽用小青龙汤。

仲景治喘五方的临床应用：外感咳喘，恶寒发热，头痛，身痛，骨节痛，无汗而喘，脉浮紧，为太阳伤寒表实证，方选麻黄汤；发热恶风，汗出而喘，脉浮缓者为营卫不和，是太阳中风，选桂枝加厚朴杏子汤；内有郁热，虽用麻、桂而发热喘咳不减者，方用麻黄杏仁甘草石膏汤；气急喘鸣，喉中“如水鸡声”者射干麻黄汤；喘咳，干呕，口干，或鼻塞喷嚏者小青龙汤。凡能从仲景这五法中选出对证处方时，都能收到意想不到的奇效！

4. 刘 X，男，47 岁，1999 年 12 月 8 日初诊。

主诉：喘鸣气促 5 天。喘家病发 29 年，因外感又发第五天，胸闷气喘，呼吸急促，不能平卧，喉中痰鸣，咯痰不畅量少，动则汗出淋漓，喘鸣更甚，平时常有短气汗出。大便一两日一解。双肺布满哮鸣音，心率 86 次 / 分。舌暗红舌体胖，苔薄白润，脉滑。

诊断：哮喘（寒痰久伏，脾肺气伤，因感发作）。

诊治：升举中气，宣肺散寒，利水平喘。

方药：升陷汤合射干麻黄汤加减。生黄芪 20g、海马（研冲）1 匹、升麻 5g、柴胡 15g、知母 15g、桔梗 10g、射干 10g、炙麻黄 12g、炙款冬花 10g、紫菀 10g、细辛 10g、半夏 18g、五味子 6g、生姜皮 10g、葶苈子 15g、大黄 6g、大枣 7 枚。水煎，日 1 剂，频服，5 剂。

1999 年 12 月 14 日复诊：喘喝、喉鸣轻，自汗短气减，双肺布哮鸣音，跗肿（+），大便不畅。患者贫困，上方改散：海马 1 对、黄芪 90g、升麻 25g、柴胡 50g、知母 75g、桔梗 50g、射干 60g、炙麻黄 60g、炙款冬花 50g、紫菀 50g、细辛 50g、制半夏 70g、五味子 30g、生姜皮 40g、葶苈子 70g、川大黄 30g、龙眼肉 70g、佛手 80g，制极细末，每服 5g，日 3 次，饭后 1 小时服。条件允许时坚持服药 1 年以上！

5. 杜 X，男，19 岁，2001 年 1 月 13 日初诊。

主诉：怕冷身疼、咳嗽气喘两天，今早起喘鸣加重，端坐不能平卧，先服“感冒药”两天不减反而加重。呼吸急促，胸闷气憋，咯痰量少不畅，喉中痰鸣，鼻翼煽动，唇暗红。纳稍多则气短更甚，大便两日未解。双肺布满低沉的哮鸣音，心率 96 次 / 分。舌暗红润，苔薄白，脉浮紧。

诊断：哮喘（风寒袭肺，升降失司）。

诊治：宣肺降气，平喘止哮。

方药：射干麻黄汤加减。射干 12g、炙麻黄 12g、款冬花 12g、紫菀 12g、细辛 10g、半夏 15g、五味子 6g、生姜 15g、杏仁 15g、紫苏叶 10g、白果 12g、厚朴 15g、生石膏（先煎）30g、大枣 5 枚。水煎，日 1 剂，分 4 次服，5 剂。

2001 年 1 月 19 日复诊：服药第 2 天哮喘减 1/2 许，就诊时自觉呼吸顺利。饮食正常，大便日解一两次。双肺听诊哮鸣音仍明显，原方继服 5 剂。

6. 白 X，女，57 岁，2016 年 8 月 21 日初诊。

主诉：哮喘气急加重 5 天。喘发 27 年，多方医治不效！遇凉、变节变天、饮冷及情绪激动辄发，咳嗽喘鸣，咯痰量多稀白，呼吸急促，端坐不能平卧，尿少，大便一两日一解。唇暗红，面黑黄明润，面睑浮肿。舌瘀体胖，脉弦数。双肺布低沉哮鸣音，呼吸 20 次 / 分，心率 92 次 / 分，腹胀大，双下肢水肿（++）。

诊断：哮喘（寒痰久伏，触感而发）。

诊治：宣肺祛痰，利水平喘。

方药：透脓散合射干麻黄汤加减。生黄芪 20g、海马（研冲）1 匹、当归 15g、川芎 12g、皂角刺 15g、射干 12g、炙麻黄 12g、炙款冬花 12g、紫菀 12g、细辛 10g、制半夏 20g、五味子 6g、生姜皮 10g、葶苈子 15g、大枣 7 枚。水煎，日 1 剂，频服。10 剂。

2016 年 9 月 10 日复诊：近 1 周来咳喘、哮鸣减 2/3，呼吸自然，行走方便，气短不明显，纳谷正常，尿量较多，大便利。双下肢水肿（+），呼吸顺畅，双肺仍闻及哮鸣音。心率 84 次 / 分，腹软不胀，自叹曰：多年服药没有这次有效！舌郁红体胖，舌下静脉瘀滞，脉滑。守法继服：生黄芪 20g、海马（研冲）1 匹、当归 15g、川芎 12g、皂角刺 15g、射干 12g、炙麻黄 12g、炙款冬花 12g、细辛 12g、紫菀 12g、生姜皮 10g、制半夏 15g、五味子 6g、佛手 10g、大黄 5g、葶苈子 12g、大枣 7 枚。水煎，日 1 剂，因路途遥远，再服 30 剂。上方效，改散坚持服药 1 年以上。

按

哮喘日久，据证酌入补益之味，正气有复则减，新发哮喘切忌施补！治喘名家多用小青龙汤，而笔者一生以射干麻黄汤为治疗哮喘之心法！然哮喘乃为顽疾，症状虽减，须双肺哮鸣音完全消失，方可逐渐停药，以防复发！无问气血痰火湿郁，于治哮喘处方中加入透脓散以助药力，不可理解为痈肿脓疮才能用透脓散，凡血瘀、痰阻、火郁、湿聚，均宜入透脓散通达逐邪，能够明显地提高疗效，缩短疗程！另外，海马补肾活血利水，又是治喘的一味良药，透脓散用治哮喘时去甲珠易海马，易得，效好。

7. 贾X，男，27岁，2002年3月6日初诊。

主诉： 咽痛、咽痒、咳嗽4天。鼻塞喷嚏，周身酸楚，近2日来咽痛、咽痒，咳嗽加重，微喘，痰白黏不爽，纳差泛恶，口干渴，纳可，尿利，大便一两日一次。体温36.8℃，咽部充血（+）。舌淡尖红，苔薄白，脉浮（84次/分）。

诊断： 咳嗽（外寒内饮），急性支气管炎。

诊治： 解表散寒，温肺化饮。

方药： 小青龙汤加味。炙麻黄10g、桂枝10g、杏仁18g、干姜10g、细辛10g、白芍10g、草节10g、半夏15g、五味子6g、白前12g、前胡12g、生石膏（先煎）30g。水煎，日1剂，5剂。

8. 刘X，女，31岁，2002年10月19日初诊。

主诉： 咳嗽、咽干不适6天。近5年来常因受凉感冒而咳嗽，咳发则咽部不适，气急不喘，痰少色白不爽，常有脘闷，咳嗽时久则咯痰量多。月经正常。咽部充血（±），舌淡尖红，脉弦不实。

诊断： 凉燥咳嗽（燥邪伤肺）。

诊治： 轻宣凉燥，理肺化痰。

方药： 杏苏散加味。杏仁18g、紫苏叶8g、紫苏子20g、半夏15g、橘红15g、茯苓12g、白前12g、前胡12g、白芥子12g、莱菔子15g、桔梗12g、枳壳12g、炙甘草10g。水煎，日1剂，5剂。

9. 王X，女，54岁，2002年10月7日初诊。

主诉：咳嗽、气短时发时止12年。从42岁中秋节感冒引起咳嗽后，前些年受凉或到秋冬则发，近5年来终年不休，只有轻重而已，咳嗽、气短，偶有鸣喘，痰多不畅，色白少黄痰，咽不痛，咳则常遗尿，大便正常。吸烟21年，戒烟半年。舌淡红，苔白不润，舌下静脉瘀滞，脉弦。双肺呼吸音粗糙，伴明显痰喘音。X线正位片示：双肺纹理增重、粗乱，轻度肺气肿。

诊断：喘咳（外寒内饮，久咳伤及肺肾），喘息型支气管炎。

诊治：宣肺止咳平喘，佐以扶正。

方药：小青龙汤合透脓散加减。生黄芪15g、海马（研冲）1匹、桔梗12g、炙麻黄10g、干姜10g、桂枝10g、细辛10g、白芍10g、炙甘草10g、半夏18g、陈皮15g、五味子8g、川大黄6g、大枣5枚。水煎，日1剂，10剂。

2002年10月20日复诊：服药以来，咳嗽逐渐减轻、减少，咯痰利，前几日反增多，近日减少，气短喘咳未发，咳则遗尿减少。近日饮食有味，脘腹舒。双肺呼吸音仍粗。因路途遥远，上方继服10剂，另制散：黄芪50g、蛤蚧1对、海马2对、炙麻黄50g、桂枝50g、干姜40g、细辛50g、白芍50g、炙甘草50g、制半夏60g、橘红60g、五味子30g、川大黄25g、佛手50g，共研极细末，每服5g，日3次，饭后1小时服。咳嗽发作加重时服汤药，平时服散剂以图根治。戒烟，尽量避异味。

按

急性气管炎、支气管炎的咳嗽，与感冒密切相关，常因受凉、气候变化、异味刺激而发。热性咳嗽用麻杏石甘汤及杏黄汤，凉性咳嗽选小青龙汤及杏苏散，杏苏散是名老中医冯瑞璋先生治疗咳嗽的效方，不限于凉燥。再据火热、寒凉稍予加减，多能治愈！若为慢性气管炎反复咳嗽则适当加入扶正利肺的生黄芪、人参、海马、蛤蚧等，但是注意：补气扶正药物宜少不宜多，重在宣降。辛散宣发，辛味入肺，治肺理应以辛为补；治肺必须通便，以利肃降，因为肺与大肠相表里。

内科皮疹（麻疹、水痘样皮炎、带状疱疹）

1. 庞X，女，12岁，2002年2月21日初诊。

代诉： 周身不适发热4天。近2天来鼻涕喷嚏，双眼怕光流泪，时发干咳，食欲不振，疲困想睡。体温38.7℃，双侧臼齿侧颊及下唇后方布碎砂样灰白色疹，周围红晕，双耳后及发际粟粒样淡红色皮疹，双脸红赤，面部隐现皮疹。

舌红尖赤，苔薄白不润，脉浮数（93 次 / 分）。化验血常规：白细胞 3.8×10^9/L，中性粒细胞 40%。尿常规（–）。

诊断：麻疹（肺胃热郁，感触疫毒）。

诊治：解肌透疹，宣泄郁火。

方药：升降散合升麻葛根汤加减。僵蚕 10g、蝉蜕 5g、姜黄 6g、川大黄 6g、升麻 6g、葛根 10g、赤芍 6g、草节 6g、桔梗 6g、柽柳 10g。水煎，日 1 剂，加蜂蜜 30ml 兑入，4 剂。

2002 年 2 月 26 日复诊：服上方 4 剂，面部皮疹开始消退，躯干、四肢布满粟粒糠疹并及手足末端，体温 37.3℃，咳嗽痰少，纳差。皮疹遍发四肢末端，向愈。上方去柽柳加生石膏（先煎）20g、杏仁 6g，水煎，日 1 剂，再服 4 剂。

2. 刘 X，女，11 岁，2002 年 2 月 22 日初诊。

代诉：发热、咳嗽 5 天。伴两眼红赤，怕光流泪，精神不振，烦躁，不思饮食，昨天开始便稀腹痛，耳后、颈部及发际、面部粟粒样皮疹，部分脱屑，周身及四肢粟粒样皮疹间有健康皮肤，咳嗽渐增。体温 39. 3℃，颈部淋巴结轻度肿大。舌红尖赤，脉数不实。双肺呼吸音粗糙。化验血常规：白细胞 4.8×10^9/L，中性粒细胞 50%，淋巴细胞 40%，血红蛋白 110g/L。

诊断：麻疹（肺胃火郁，触感疫毒）。

诊治：解肌透疹，宣泄郁火。

方药：竹叶柳蒡汤合升降散加减。竹叶 6g、柽柳 10g、牛蒡子 15g、僵蚕 8g、蝉蜕 5g、姜黄 8g、川大黄 6g、金银花 10g、生地黄 12g、葛根 15g、知母 12g、粳米 15g、薄荷 5g、荆芥 5g、草节 6g、生石膏（先煎）25g、玄参 12g、麦冬 12g。水煎，日 1 剂，4 剂。

按

由于接种预防，多年来麻疹、水痘极少流行，无奈病毒来了个变异，多年未见之疫疹突发流行。2002年孟春发病高峰期，每天门诊麻疹患儿就有二三十人。中医认为运气所致，疫毒凶险太过而发。本次麻疹流行，除并发症、重症者，据病期依上法治疗疗效均好。

3. 雷 X，男，14 岁，2002 年 3 月 13 日初诊。

代诉：全身发现皮疹 3 天。近 5 天来精神不好，食欲差，身上有皮疹 3 天，躯干布满针样丘疹、水疱伴红晕，四肢至手脚稀少，口腔、咽部散发疱疹，胸背皮疹间有结痂，微痒，体温 37. 2℃。患儿从 1999 年春季年年发生，先诊为水痘。

诊断：水痘样皮炎（湿热疫毒内伏，触感而发）。

诊治：解表透疹，清热利湿。

方药：麻杏薏甘汤合藿朴夏苓汤加减。炙麻黄 6g、藿香 6g、厚朴 10g、半夏 12g、茯苓 10g、杏仁 10g、白蔻仁 6g、薏苡仁 12g、炙甘草 6g、淡豆豉 12g、猪苓 10g、通草 5g。水煎，日 1 剂，5 剂。

按

同是水痘，具老中青、大小成对的发疹特点，但是水痘终生只发一次，愈后极少有再发者，此类水痘则是反复发作，不具终生免疫，且有一定的流行性。秦晋两地近几年来多次流行，以学龄前后儿童最多。有的患儿甚至春、秋都发，一般无明显的全身症状。临床依湿热疫毒内伏立论，方用麻杏薏甘汤合藿朴夏苓汤，清热利湿、解毒消疹，疗效肯定。

4. 康X，女，18岁，2002年3月13日初诊。

主诉：右背中部及右胸疼痛起疱3天。今天早起以疼痛、发热加重来诊。体温36.7℃，右背第七肋下从背及胸前七处呈簇状粟粒样、黄豆样丘疹，间有水疱，周布红晕，簇疹间肤色正常，其他部位再无皮疹。口干、咽燥，皮疹处灼痛难忍，用手重按反而减轻，大便干，尿不适，舌红，舌下静脉瘀滞，脉数双关有力。

诊断：缠腰火丹（郁火内伏，触感而发），带状疱疹。

诊治：清泄郁火，解毒化疹。

方药：升降散合消乳汤加减。僵蚕10g、蝉蜕10g、大黄6g、姜黄10g、金银花20g、连翘20g、瓜蒌35g、知母18g、丹参20g、制乳没各12g、炮山甲（研冲）4g、板蓝根15g、薄荷（后下）10g。水煎，日1剂，分4次服，5剂。

2002年3月19日复诊：局部皮疹结痂部分退减，服中药第4天灼痛渐减，大便日解三四次。上方减大黄，加生地黄15g、玄参15g，6剂，继服至愈。

5. 闫X，女，74岁，2013年4月17日初诊。

主诉：右背及右胸剧烈灼痛46天。患者先有右背及右胸灼痛，诊为“肋间神经痛”，6天后出现簇状皮疹，内科诊为带状疱疹。予对症治疗9天后皮疹消退，但灼痛仍不缓解，遂转山西医科大学第一医院住院治疗，仍诊为带状疱疹，对症治疗3周，剧烈灼痛仍不减！老人坚持出院回家，来门诊求治。查右第六、七肋从背至胸皮肤，间断性暗红无皮疹，触痛（+++）、压痛（+），气短口干，灼痛烦躁，不能转侧，大便干燥，日解一次，尿淋涩不舒。舌郁暗红，苔薄白少津，脉弦大。

诊断：缠腰火丹（郁火久伏，阻络伤气）。

诊治：清热解毒，益气达邪，通络止痛。

方药：透脓散合消乳汤加减。生黄芪20g、当归15g、川芎12g、炮甲珠（研冲）4g、皂角刺15g、金银花20g、连翘20g、瓜蒌40g、知母20g、丹参20g、制乳没各12g、僵蚕10g、蝉蜕8g、生地黄15g、玄参15g。水煎，日1剂，分6次服，5剂。

2013年4月26日复诊：服药到第3天疼痛、灼热明显减轻，活动方便。上方再服7剂，至灼痛完全消失后停药。

6. 慕X，男，70岁，2013年4月20日初诊。

主诉：左背及左胸肋剧烈灼痛不休51天。51天前因左背至左胸第七肋间灼痛起疹，诊断为“带状疱疹”。西医对症治疗 8 天皮疹逐渐消退，但疼痛不解，反而加重，遂去空军军医大学西京医院内科住院治疗 13 天，疼痛缓解后出院。回家第 2 天疼痛又加，彻夜难眠，情绪烦躁，身热喜凉，少汗，口干咽燥，大便一两日一解，饮多但尿黄。患高血压病，冠心病，近年来病情稳定。查左第七肋从胸正中线至左肩胛下有间断的皮疹后色素沉着，轻触仍疼，但自己感觉是胸肋深处疼痛。舌绛红尖赤，苔薄白不润，脉弦（84 次 / 分）。

诊断：缠腰火丹（郁火久伏，气阴俱伤）。

诊治：清热解毒，益气达邪，滋阴通络。

方药：生黄芪 20g、皂角刺 18g、当归 15g、川芎 15g、知母 18g、金银花 20g、连翘 20g、瓜蒌 45g、丹参 20g、制乳没各 15g、生地黄 20g、玄参 20g、丝瓜络 6g。水煎，日 1 剂，分 6 次服，5 剂。

2013 年 4 月 26 日电话求诊：已服中药 5 剂，这两天疼痛很轻很少，每天大便三四次，睡眠很好。嘱原处方再买 7 剂，两日 1 剂即可，年高路远，免旅途之苦。

按

带状疱疹西医论说由水痘–带状疱疹病毒感染触发，此类病人没有水痘发病史。中医称缠腰火丹、蛇串疮，赵炳南先生称之为“串腰龙”，病位以腰部为多。但躯干任何部位均可发病，所以笔者认为命名“蛇串疮”更贴切些。发生于眼支的要注意对眼睛的调护，严防引起结膜炎、角膜炎、角膜溃疡。也有明显皮疹而不痛微灼痒的，多见于青壮年患者。该病系由中焦火郁，感触疫毒而发。不论病程久暂，笔者多用宣泄郁火、解毒化疹施治，基本固定上法处方消疹快、止痛灵。该病对老年患者来说，主要是皮疹消退后仍遗留神经疼痛不休，多数人用西药对症后疼痛不能止。曾治一例女性患者69岁，带状疱疹1年后仍灼痛不休，亦用此法合透脓散很快就疼止痊愈。

痄腮（流行性腮腺炎）、颐肿（急性淋巴结肿大）、双蛾（急慢性扁桃体炎）

1. 贾X，女，12岁，2003年3月17日初诊。

代诉：左耳下肿胀不适两天。今晨起发热、怕冷，咽痛，咀嚼时左侧“牙痛”，不能吃饭，体温38.2℃。左耳前及下方明显肿大，触之有弹性，触痛（±）。舌下腺红肿，腮腺口充血（+），舌尖红，苔薄白。体重47kg。

诊断：痄腮（郁火内伏，触感而发），流行性腮腺炎。

诊治：宣泄郁火，清热解毒。

方药：杨氏增损普济消毒饮加减。僵蚕10g、蝉蜕6g、薄荷6g、大黄6g、姜黄6g、牛蒡子15g、栀子10g、连翘12g、川黄连6g、黄芩10g、玄参12g、桔梗6g、草节6g、板蓝根15g、陈皮6g、夏枯草12g、全蝎（切）4g，黄酒50ml入煎，蜂蜜30ml化入。水煎，日1剂，频服，5剂。

2. 刘X，女，12岁，2003年3月21日初诊。

代诉：左耳前下方肿大不适24天。患者3周前发现左耳前下方肿胀不适，疼痛不明显，诊为流行性腮腺炎。予以抗病毒西药，间服中药调治至今肿胀不消。体温一直正常（36.4℃），纳差，消化不好。触之有弹性，触痛（±），舌下腺红肿，腮腺口充血（±），稍用力挤压有胶冻状液溢出。舌红，苔薄白不燥，脉数（96次/分）。

诊断：痄腮（郁火久伏，遏气阻络），流行性腮腺炎。

诊治：清热解毒，疏风散邪。

方药：普济消毒饮加减。生黄芪6g、牛蒡子12g、黄芩10g、川黄连6g、草节6g、桔梗6g、板蓝根15g、马勃8g、连翘12g、玄参12g、升麻5g、柴胡15g、陈皮10g、僵蚕10g、蝉蜕6g、薄荷5g。水煎，日1剂，分4次服，7剂。

按

同是痄腮（腮腺炎），主方杨氏增损普济消毒饮和普济消毒饮。初发症急者服杨氏增损普济消毒饮，病久多有伤气火郁宜东垣方。平素脾虚者患腮腺炎宜东垣方，阳热郁火之体选杨氏增损普济消毒饮。

3. 弓X，男，10岁，2003年3月17日初诊。

主诉：颔下散发桃仁、核桃大小肿疖4处7天。昨天以来颈部两侧漫肿，触痛。咽痛，精神困倦，咽部充血（+），舌红，苔薄白少津。化验血常规：白细胞 4.5×10^9/ L，中性粒细胞40%，淋巴细胞40%，血沉12mm/h。

诊断：颐肿（郁火内蕴，感触疫邪），急性淋巴结炎。

诊治：宣泄郁火，清热解毒。

方药：升降散合牛蒡解肌汤加减。僵蚕10g、蝉蜕6g、姜黄10g、大黄6g、牛蒡子15g、牡丹皮6g、栀子12g、连翘12g、荆芥6g、薄荷5g、石斛10g、玄参15g、川贝母12g、夏枯草12g、黄酒60ml入煎，蜂蜜30ml化入。水煎，日1剂，频服，5剂。

4. 刘X，男，13岁，2003年3月17日初诊。

主诉：颈前漫肿热痛3天。咽不适，精神差，近2日咽紧不能咽食。大便两日不解，尿黄赤。体重47kg。触痛，左侧为甚，咽部充血（+），体温38. 5℃。舌红尖赤，苔薄黄少津，脉数（110次/分）。

诊断：颐肿（郁火蕴滞，感触疫邪），急性淋巴结炎。

诊治：宣泄郁火，清热解毒。

方药：升降散合消乳汤加减。僵蚕10g、蝉蜕6g、川大黄6g、姜黄10g、荆芥6g、薄荷10g、知母15g、金银花15g、连翘15g、瓜蒌25g、丹参15g、炮甲珠（研冲）3g、制乳没（包煎）各10g。水煎，日1剂，分6次服，7剂。

按

淋巴结炎、肿脖子，中医谓发颐。多由郁火内蕴，感受风热疫邪而发。初发、症轻者选升降散合牛蒡解肌汤，热势重者用升降散合消乳汤，多数患儿治疗一次即愈。个别日久不消者，是因失治误治而致邪热留连，当合透脓散。如果痄腮、颐肿发于夏秋，多有暑热夹湿之发热口渴、胸闷腹胀、便利或泻、舌苔白腻或黄腻、脉滑数，当从湿温时疫论治，方选甘露消毒丹加金银花、栀子，疗效很好。

5. 郝X，男，17岁，1994年11月14日初诊。

主诉：高热、寒战、咽痛两天。患者自幼常发扁桃体炎，两天前先有寒战、高热，继发咽痛不能吞咽，饮食困难，头痛恶心，不吐。大便常干两天未解，尿黄赤。体温38.7℃。双侧扁桃体Ⅱ°肿大，表面布黄白色脓汁样渗出物，布满咽峡部，棉棒拭之易去。颌下淋巴结肿大，活动好，触痛（±）。化验血常规：白细胞总数$13\times10^9/L$，中性粒细胞88%。尿常规（–）。

诊断：双乳蛾（郁火蕴滞，感寒化热），急性扁桃腺炎。

诊治：宣泄郁火，解表清热。

方药：升降散合柴葛解肌汤加减。僵蚕10g、蝉蜕6g、姜黄10g、川大黄10g、红花10g、柴胡15g、葛根15g、黄芩10g、白芍6g、桔梗10g、生石膏（先煎）30g、羌活10g、白芷 10g、草节 6g、麦冬 12g、生地黄 12g、全蝎（切）4g、黄酒 60ml 入煎，蜂蜜 30ml 化入。水煎，日 1 剂，频服，5 剂。

1994 年 11 月 19 日复诊：服药 3 剂，第二天便通热退，咽痛减轻，能吞咽流食，双蛾上布脓汁减少。体温 37.8℃。上方继服 5 剂。

1994 年 11 月 28 日三诊：近 3 天来咽不疼，吞咽顺利，双侧扁桃体微充血，肿大稍有减，为长远计，研制散剂：僵蚕 10g、蝉蜕 6g、川大黄 8g、姜黄 10g、全蝎 6g、桔梗 10g、红花 12g、白花蛇舌草 15g，10 倍量，制细末。每服 5g，日 3 次，蜂蜜水送服。坚持服 50 天以上，防止复发。

6. 郝 X，男，11 岁，1995 年 3 月 7 日初诊。

代诉：扁桃体炎反复发作 3 年。患者从 7 岁开始入冬常咽痛发热，多用青霉素、头孢类，临床症状消失，时隔数日、十数日又发，间服中西药至今 3 年多不愈。近日咽痛又发，口干口渴，纳好，体重 51kg（超重），双侧扁桃体左Ⅱ°、右Ⅲ°肿大，充血（++）。颌下淋巴结肿大，眼睑红赤。舌质红，苔厚微黄褐，脉数（94 次 / 分）。体温 37. 8℃。

诊断：双乳蛾（郁火蕴滞），慢性扁桃体炎急性发作。

诊治：宣泄郁火，散结消肿。

方药： 自拟利咽消蛾丹。僵蚕 100g、蝉蜕 70g、姜黄 100g、大黄 70g、桔梗 60g、红花 100g、全蝎 60g、白花蛇舌草 120g，共研极细末，每服 5g，日 6 次，肿减痛止后减为日 3 次，蜂蜜水送服。便干时空腹服。其弟弟 8 岁，亦发扁桃体炎，同服，坚持 60 天以上。

1995 年 6 月 17 日第四次随访：两兄弟肿大的扁桃体都在Ⅰ°以内，自服药以来扁桃体炎再未发作。嘱其父母不必着急，假以时日完全可以消退。

按

急慢性扁桃体炎致扁桃体肿大而不是“悬挂型”和“肉芽增生”者，服用笔者利咽消蛾丹30～60天，肿大的扁桃体都可消退，而且再不会反复发作！方已用固定药味比例制丹，为笔者治疗急慢性扁桃体炎之心法。

高热不退（无名高热、布鲁氏菌病）

1. 刘 X，男，31 岁，1995 年 6 月 27 日初诊。

主诉：高热不退 13 天。2 周前患者觉周身困痛不适，胸闷心烦，纳尚可，测体温 39～40. 4℃，服西药对症退热药体温不减，12 天来早上 38. 5℃，午后 40. 4℃。不咳嗽，咽不痛，头闷不疼，神疲神清，大小便（－）。舌暗红，苔厚腻黄，脉滑数不实。两次去山西 × 医院内科检查未发现异常。化验血常规：白细胞 2.8×10^3/ L，中性粒细胞 76%，淋巴细胞 27%，红细胞 3.8×10^{12}/L，血红蛋白 140g/ L，血沉 11mm/h。尿常规（－）；便常规（－）。

诊断：湿温（湿热交蒸，蕴于气分）。

诊治：利湿化浊，清热解毒。

方药：甘露消毒丹加减。滑石（包煎）20g、黄芩25g、茵陈18g、白蔻仁8g、藿香12g、木通8g、菖蒲15g、连翘15g、川贝母10g、射干6g、薄荷10g、金银花15g、栀子12g、川大黄10g、生石膏（先煎）30g、草果8g。水煎，2日3剂，频服。

1995年6月29日复诊：服药1天，第二天体温35.7℃，大便稀日解三次，尿黄赤不畅。胸闷、心烦明显减，头闷消失，神疲困乏，舌暗红，苔黄厚腻稍减，脉滑数。遵上方药：滑石（包煎）20g、黄芩25g、茵陈18g、藿香12g、白蔻仁8g、菖蒲12g、连翘15g、木通8g、川贝母10g、薄荷10g、射干6g、金银花15g、栀子12g、草果10g、川大黄6g。水煎，日1剂，7剂。

按

上方案先后服药10天后停药。同道邻居日常见面，高热、发热再未反复。近2周的高热不退，只服中药1天后体温到35.7℃，再未发作，关键是方证合宜！

2. 刘X，男，29岁，2001年5月17日初诊。

主诉：高热不退23天。头闷发热，困倦神清，上午体温38.6℃，午后39～40.2℃，汗时出，纳正常，大便日一解，余无他苦，舌暗红，苔厚不燥，黄白相杂，脉滑数（96次/分）。化验血常规：白细胞 5.4×10^9/L，中性粒细胞86%，淋巴细胞27%，红细胞 3.8×10^{12}/L，血红蛋白130g/L，血沉9mm/h。尿常规（-），便常规（-）。

诊断：瘟疫（湿热疫毒蕴于气分）。

诊治：宣达疫邪，清热生津。

方药：达原饮合白虎汤加减。生石膏（先煎）50g、生晒参10g、知母18g、厚朴15g、草果10g、槟榔8g、黄芩12g、白芍6g、粳米（后下）20g、炙甘草5g、川大黄10g、薄荷6g。水煎，日1剂，3剂。

2001年5月20日下午复诊：服药第二天午后体温38.0℃，今日体温36.7℃，汗出减，大便稀。上方继服5剂。

按

无名高热是急诊常见病，尽量从西医角度寻找病因，明确诊断为宜，临床治疗最好施用中药。发热3天以内苔薄不腻者，选升降散合柴葛解肌汤；苔厚、苔腻发热多日者从湿热、疫毒两法，方选甘露消毒丹、白虎达原饮治疗最效。常用方证有三：升降散合柴葛解肌汤，白虎达原饮，甘露消毒丹。方证合则立竿见影！孰说中药疗效慢，中医不能急诊？

3. 刘X，男，43岁，2008年6月13日初诊。

主诉：发热多汗、关节刺痛又发7天。患者从3个月前“感冒”，高烧出汗持续两周停后时发，于2008年5月4日在吕梁市疾控中心检查，诊为布鲁氏菌病羊型。服四环素、利福平至今，发热出汗，于服药来又第三次发作第七天。体温38～41.0℃，后半夜体温更高，随大汗淋漓热退，随即体温又升，肘膝关节刺痛，神清晰，纳正常，倦困神疲异常，身体消瘦（病前体重65kg，昨天56kg）。双侧睾丸困痛，右睾丸肿大如鸡卵，从事牧羊13年，去年以来羊群间有流产母羊。2008年6月10日查血常规：白细胞总数11×10^9/ L、淋巴细胞50%、血红蛋白105g/ L，血沉22mm/h。布氏菌病虎红平板凝集试验1∶200。肝肋下二指，质软。脾大，B超测为6cm×8cm。舌暗红，苔白微腻，脉滑数94次/分。

诊断：瘟疫（邪伏膜原），布鲁氏菌病。

诊治：开达膜原，清热生津。

方药：白虎达原饮加减。厚朴15g、槟榔10g、草果10g、黄芩12g、生石膏（先煎）50g、知母18g、生晒参12g、白芍6g、川大黄10g、炙甘草5g、粳米（后下）20g。水煎，日1剂，10剂。

2008年6月25日复诊：上方共服10剂，于服药第三天热退，体温36～36.5℃，夜汗仍明显，关节痛减大半，睾丸不疼，右侧睾丸肿减。神疲乏力。守原法加柔肝化癥：厚朴15g、槟榔8g、草果10g、黄芩12g、生石膏（先煎）30g、知母18g、生晒参10g、白芍6g、川大黄8g、炙甘草5g、生牡蛎（先煎）15g、鳖甲（先煎）25g、粳米（后下）15g。水煎，日1剂，饭后1小时服。继服20剂，肝脾恢复必假时日。

4. 郝X，男，47岁，牧羊人，2010年5月17日初诊。

主诉：确诊布鲁氏菌病12个月。1年前高热出汗，周身困痛，异常疲乏懒动，当地已有布鲁氏菌病流行，于是去吕梁市疾控中心检查化验：布氏菌病虎红平板凝集试验1∶400。随即服四环素、利福平4周，隔2个月又服4周，至今困倦乏力，不能劳动，至夜仍有发热，体温38.5～40.4℃，汗出不休。思维清晰，纳谷正常，大便日解一次，小便短赤。肘膝关节仍有刺痛，异常倦困，明显消瘦。舌深红苔薄腻，脉滑数（90次/分）。肝肋下二指质软光滑，脾切迹触及，B超示6cm×9cm。

诊断：瘟疫（邪伏膜原），布鲁氏菌病。

诊治：开达膜原，清热生津。

方药：清脾饮合白虎加人参汤加减。厚朴15g、槟榔10g、草果10g、柴胡20g、黄芩12g、生石膏（先煎）50g、知母18g、生晒参12g、白芍8g、青皮12g、草节5g、干姜5g、粳米（后下）25g。水煎，童便50ml临服时兑入，频服，日1剂，5剂。

2010年5月24日复诊：服药第三天体温36～36.5℃至今，肢体关节刺痛减轻，出汗少解，右侧睾丸仍肿疼，纳谷好。遵上法：厚朴15g、槟榔8g、草果10g、黄芩10g、柴胡15g、生石膏（先煎）30g、知母18g、生晒参12g、鳖甲（研冲）30g、牡蛎（先煎）15g、白芍8g、青皮12g、草节6g、干姜

5g、粳米（后下）25g，20剂。

按

近10来年，黄河沿岸秦晋两地常有布鲁氏菌病流行，患者多为牧羊人或与羊产品密切接触者，有两例布鲁氏菌病患者是因为吃羊杂汤引起的。典型的布鲁氏菌病羊型诊断并不困难，不典型、散发者如果能借助卫生防疫部门确定诊断的，均依吴氏瘟疫立论，达原饮合白虎加人参汤（这就是壮火食气），配合抗杆菌类西药，疗程短，不复发！尤其对西药不敏感者用中药卓效！细细品读《瘟疫论》："牛病而羊不病，鸡病而鸭不病，人病而禽兽不病，究其所伤不同，因其气各异也，知其气各异，故谓之杂气"，并提出可以流行，可以散发。从杂气学说深入研究，通过大量的临床观察，独创新论，认为杂气留于"膜原"，摸索制定透达膜原的达原饮，此方实为《瘟疫论》之精髓，遵吴氏理法方药印证于临床卓效。由是可知吴氏瘟疫之说是从实践中来，据史书记载，当时应该是布鲁氏菌病流行！只是老先生没有明确动物能传染给人。但是，达原饮并不限于布鲁氏菌病，其应用指征是苔腐腻或秽浊垢苔，有奇异臭味。笔者于临床无问何种奇证怪病，只要具有腐腻秽浊垢苔，或者奇异怪味者，都从瘟疫论治，多可收到意想不到的效果！

悬饮（结核性渗出性胸膜炎）

1. 党X，男，19岁，2006年6月19日初诊。

主诉：发热怕冷、汗出7天。7天前感冒身冷，随即发热汗出，第三天觉右胸侧刺痛，不能咳嗽，咳则更疼，昨天疼痛减轻，伴发短气，不能平卧，右卧位胸痛、短气减轻，自汗、盗汗，困倦纳少，咳声不畅。面黄褐，体消瘦，体温38.7℃，舌暗红边有齿印，脉滑数（86次/分）。查体：右胸侧饱满，右肋间隙消失，呼吸运动不明显。右侧腋后线下端叩诊呈实音，语颤消失，左侧（－），右腋下呼吸音消失。X线胸部透视：纵隔、心脏稍左移，右侧从腋中线前呈弧形大量积液，随体位可移动，双肺上布云雾状阴影，X线示双肺上叶结核，右侧渗出性胸膜炎。B超示右胸腔积液2400ml。化验血常规系列大致正常范围，血沉60mm/h。经县防疫站、柳林县人民医院诊为“双肺浸润型肺结核，右胸结核性渗出性胸膜炎”，予抗结核药物治疗（异烟肼0.4g，利福平0.6g，乙胺丁醇75mg，早饭时顿服；护肝片2片，日3次）。求服中药消水。

诊断：悬饮（脾虚失运，复感寒湿）。

诊治：发汗逐饮利水。

方药：香附旋覆花汤合十枣汤加减。香附12g、旋覆花（包煎）15g、紫苏子 20g、陈皮 20g、茯苓 20g、半夏 20g、薏苡仁 20g、大戟 10g、甘遂 10g、芫花 10g、葶苈子 20g、大枣 15 枚。水煎，日 1 剂，分 6 次服，10 剂。

2006 年 6 月 30 日复诊：咳嗽咯痰利，右胸不疼，气沉，呼吸较顺利，能自由卧起。体温 36. 8℃。化验血常规系列，均在正常范围。血沉 32mm/h。B 超查：右胸腔积液 180ml。上方加玉竹 25g，继服 10 剂。

2006 年 7 月 18 日三诊：食欲好，有精神，右胸消水后未疼。基本不盗汗，二便正常，体温 36. 8℃。化验血沉 10mm/h。X 线胸部透视、拍正位片示：双侧肋膈角对称光滑呈锐角。B 超探查：右胸下未探及液面。

2. 杜 X，女，18 岁，2007 年 6 月 20 日初诊。

主诉：素体健康，自觉无他苦。于高考体检时 X 线胸部透视发现右胸积水，站立胸水位于腋前线第六肋上。双肺胸透又拍片，未发现明显的结核病灶。化验血常规系列，均在正常范围。血沉 80mm/h。详细回忆近来有点气沉，平卧时明显，睡觉时有咳嗽，纳正常，精神好。舌深红，苔润微厚，脉弦。右肋间饱满，腋前腋下第六肋下浊实音，左肺呼吸音粗，右上肺呼吸音低，右下肺呼吸音未闻及。

诊断：悬饮（脾虚失运，水饮留聚）。

诊治：祛饮逐水。

方药：香附旋覆花汤合十枣汤加减。香附 12g、旋覆花（包煎）12g、紫苏子 20g、陈皮 20g、茯苓 20g、半夏 20g、薏苡仁20g、大戟10g、甘遂10g、芫花10g、葶苈子20g、大枣15枚。水煎，饭后1小时服，10剂。

2007年6月28日复诊：前三天每日服1剂半。服药以来每天小便量多，大便稀日四次以上。叩诊：右腋下第七肋下浊实音，结核菌素试验（+++）。上方继服。加抗结核药异烟肼0.4g、利福平0.45g，早上顿服；护肝片2片，日3次，口服。

2007年7月12日三诊：上方共服15剂，X线胸片示右侧胸腔积液消失，肋膈角光滑呈锐角，两侧对比无异常。B超探查：右肋膈角积液5～7ml。血沉30mm/h。纳正常，精神好。患病期间无明显自觉症状，服药时无干呕、恶心、胃脘灼热不适等反应，只服药15剂胸腔积液几乎全消。笔者临床治疗胸腔积液腹水病人可谓无算，患者并无症状，服逐水药无任何不适，实为罕见。调整处方如下：黄精30g、香附12g、旋覆花12g、紫苏子20g、陈皮20g、茯苓20g、半夏20g、薏苡仁20g、大戟5g、甘遂5g、白芥子15g、葶苈子20g、大枣15枚，10剂。嘱其抗结核药按规定方案坚持服1年以上。

按

结核病在笔者早年行医的年代，整个西北地区广泛流行，所以我们这一代医生上班后，首先接受的是防治结核病的系统培训，因此接触病人甚多。一般的初治，只要遵医嘱按疗程坚持一年以上的抗结核方案治疗，都能治愈。也有许多失误延治、无知不配合治疗的患者，留终生遗憾者有之。因此，客观上在那个时代结核性胸膜炎的发病率也高，再次复治一般效果也不差，关键是一个合并胸腔积液或发生胸腔积液的问题，是抽水还是用中医中药治疗消水？我们通过多年的资料分析和临床观察，用抽水的办法都留有少量粘连，X线下肋膈角变钝粘连。而采用中药治疗利水快，坚持服药能够完全消水不留后遗症，放射科医师很难发现患者以前患过胸膜炎，对年轻人因参加工作或上学体检很有意义，并且能够协助、提高抗结核药物复治的治愈率。针对结核性胸膜炎引起的胸腔积液，依悬饮立论，方选香附旋覆花汤合十枣汤疗效很好。这里需要说明的是服中药后的“反应”问题，大部分病人服药后脘腹灼热不适，或恶心或少有呕吐，还常见水泻样大便。我们就让患者多喝点蜂蜜水、大枣水缓解。

怔忡（慢性心功能不全）

1. 白X，女，49岁，2001年1月11日初诊。

主诉：气短气急，呼吸困难3年，因外感加重11天。

患者因妊娠分娩发现“二尖瓣关闭不全”20年，当时诊为风湿性心脏病，无自觉症状。近3年来渐发气短，呼吸困难，休息后可以缓解。每逢劳累、外感则加重，怔忡心跳，午夜后不能平卧，咳嗽咯痰，偶有痰中带血，唇暗，面颊布轻血丝，脘腹满闷不能食，干呕，大便溏，尿少。双下肢水肿（+++），腹水征（±）。舌瘀红，苔白润，舌下静脉瘀滞，脉结代（89～102次/分）。桶状胸，双肺中上部叩诊呈鼓音，双腋前线叩呈浊音，双肺呼吸音粗糙伴哮鸣音，腋中线下啰音不明显。左心界增大，心率90～104次/分，心律失常，间闻及奔马律，二尖瓣、肺动脉瓣区心音亢进。肝肋下二指，光滑质不硬，脾未及。X线示：心脏向左增大，双肺底阴影，肝脏体积增大。心电图示：PR间期延长，室性早搏，心律失常。

诊断：怔忡（心阳气虚，心脉失养），慢性心功能不全。

诊治：益气滋阴，通阳复脉。

方药：炙甘草汤加减。炙甘草12g、生晒参10g、生地黄50g、麦冬30g、火麻仁25g、阿胶（烊化）10g、桂枝10g、生姜皮10g、大枣10枚、杏仁15g、厚朴18g、瓜蒌皮15g、黄酒100ml入煎。水煎，日1剂，分4次饭后1小时服，5剂。

2001年1月19日复诊：服药第3天气短、胸闷、减轻，晚上可以高枕仰卧，咳嗽少，咯痰血未发，下肢水肿（++）。大便频，上方加诃子15g、升麻6g，继服10剂。

按

患者多年来短气发作时服汤药，平时制丸。随访到2016年5月17日，已停服地高辛片5年多，下肢水肿（±），很少发生。因外感或劳累胸闷、气短可发作，间服中药5~7剂即可，近3年丸药亦很少吃。

2. 高X，女，47 岁，2008 年 8 月 18 日初诊。

主诉：气短、心慌 3 年。发现风湿性心脏病 18 年，近 3 年来气短、气急，动则呼吸困难，下肢水肿，面浮肿，心慌，稍劳或外感更甚，端坐呼吸，夜不能卧。咳嗽咯痰量多质稀，泛恶脘闷不能多食，尿量少、尿频，大便一两日一次。下肢水肿（++），腹水征（±）。唇紫暗，二尖瓣面容。肋间隙增宽、饱满，双肺下呼吸音粗糙伴哮鸣音。心界增大，心尖搏动于第六肋下，心律失常，间闻及奔马律，二尖瓣、肺动脉区心音亢进，（心率 96 ~ 102 次 / 分）。X 线正位片示：心脏向左增大，双肺底布阴影，肝脏体积增大。心电图报告：心律失常，PR 间期延长，室性早搏。舌瘀苔润，舌下静脉瘀滞，脉结代。

诊断：怔忡（阴血阳气俱损，心脉失养）。

诊治：益气滋阴，通阳复脉。

方药：炙甘草汤加味。炙甘草 12g、生晒参 10g、炙黄芪 18g、桂枝 10g、鹿角胶（烊化）10g、生地黄 50g、砂仁 8g、麦冬 40g、火麻仁 30g、瓜蒌 45g、桔梗 10g、升麻 5g、柴胡

10g、生姜皮 10g、葶苈子 20g、大枣 10 枚，黄酒 200ml 入煎。水煎，日 1 剂，10 剂。

2008 年 9 月 6 日复诊：已自行服上方 15 剂，气短、喘喝减轻，面浮肿消，下肢水肿（+），可以平卧但仍然气短，痰量减但仍量多稀白，上腹满闷松，饭量稍有增加，二便利。遵原法：炙甘草 12g、生晒参 10g、生黄芪 18g、鹿角胶（烊化）10g、生地黄 50g、砂仁 10g、麦冬 40g、火麻仁 30g、桂枝 10g、升麻 5g、柴胡 10g、桔梗 10g、知母 12g、生姜皮 10g、大枣 12 枚，草果 6g、黄酒 200ml 入煎。水煎，2 日 1 剂，30 剂。

按

慢性心功能不全左心衰竭，许多种病都可以引起。在代偿、失代偿期多有脉结代、心动悸的表现（听诊有心律失常即可确诊）。遵《伤寒论》炙甘草汤合张锡钝升陷汤，发作时用汤剂，平时制丸常服，先汤后丸调治两年以上，能很好地控制心脏失代偿的继续加重，提高病人的生活质量，贵在坚持！

厥逆（肢端动脉痉挛症）

高 X，女，21 岁，2008 年 9 月 7 日初诊。

主诉：双手指间发冷痛 6 天。患者从 3 年前秋冬常发双手指冰冷，以双小指为甚，拇指很少发作，遇凉受冷或情绪激动则发，尤以秋冬频繁，逐年加重。拇指外手指红紫，指尖青紫冰冷，休息十几分钟后逐渐恢复正常肤温。冷水试验（++），握掌试验（++）。月经迟行，血少夹块，常发痛经。纳可，胃脘不适，偶吞酸，二便正常。舌红润，苔薄白，脉细。

诊断：厥逆（血虚寒凝），肢端动脉痉挛症。

诊治：温经散寒，养血通脉。

方药：当归四逆汤合四逆散加减。当归 12g、鹿茸（研冲）3g、桂枝 10g、肉桂 5g、白芍 12g、细辛 12g、木通 10g、草节 10g、柴胡 12g、枳实 12g、吴茱萸 15g、生姜 25g、大枣 15 枚。水煎，日 1 剂，空腹服，5 剂。

2008 年 9 月 19 日复诊：服上方 10 剂，手指冷很少发，发作时也很轻，月经周期 29 天，现行经第三天，痛经未发。调月经，治肢厥，上方调整如下：当归 25g、鹿茸（研冲）3g、桂枝 10g、肉桂 6g、白芍 12g、细辛 12g、柴胡 12g、枳实 12g、木通 10g、草节 10g、吴茱萸 15g、生姜 25g、大枣 15 枚。水煎，日 1 剂，空腹服，10 剂。

按

肢厥好发于青春期女性，男性很少发生，患者无问冬夏，四肢常冷，秋冬则虽厚衣棉被而彻夜不得温和，都由血虚寒凝，阳气郁闭不能通达四肢而发。鹿茸加入当归四逆合四逆散，服用2周以上疗效肯定。该病容易反复，因此临床痊愈后需要制散、制丸以资巩固。

脱疽　脉痹　老烂腿（血栓闭塞性脉管炎、下肢静脉瘀阻不畅）

1. 辛X，男，48岁，2012年10月6日初诊。

主诉：双脚冰冷疼痛20天。患者近3年来每到秋冬则双脚冰冷刺痛，劳动行走更甚，春夏可以不疼，但明显脚冷，来诊前冷痛加重20天，双脚麻木，冰冷刺痛，间歇性跛行，双脚抬高时疼痛加剧，时久下垂疼痛缓解或不疼，劳作后、晚上疼痛加剧。双足末梢紫红。吸烟28年，每日10支以上，已戒烟3年。双足背动脉搏动微弱，左侧微弱难及。双脚肤温明显低于两胫上侧。指压趾甲试验5秒钟（+），抬腿试验（+），40秒趾背肤色开始恢复。血压124/82mmHg，空腹血糖4.7mmol/L，血脂系列（–）。超声血流检查：右脚动脉搏动曲线显示明显减低，左脚几近平线。红外线热像图示：双脚均显示“冷区”。舌红，苔白润，脉弦滑。双趺阳脉细弱。

诊断：脱疽（脾肾阳虚，寒湿内侵），血栓闭塞性脉管炎（瘀滞期）。

诊治：通经祛寒，利湿解毒。

方药：生黄芪18g、炮甲珠（研冲）4g、当归25g、木通10g、草节10g、桂枝10g、赤芍12g、细辛10g、吴茱萸12g、龙眼肉20g、生姜皮10g、黄柏15g、苍术15g、桑枝

20g、薏苡仁 15g、忍冬藤 15g、木瓜 15g、防己 15g、槟榔 6g、怀牛膝 12g。水煎，日 1 剂，空腹服，7 剂。

2012 年 10 月 14 日复诊：近两日双脚刺痛减，多走后、晚上仍冷痛。上方加皂刺 15g，20 剂。

2012 年 11 月 11 日三诊：共服药 27 剂，双脚晚上疼痛消失，冰冷感减轻，劳走多则双脚仍酸疼，双趺阳脉细，明显触及。“冰冷感”不明显。贫困人家，厘定处方不变，回乡镇卫生院买药可以报销。嘱其需服药百剂以上，方能治愈！

2016 年 1 月 7 日患者送锦旗一面，谢曰：遵医嘱两年共服中药 180 多剂，近两年来双脚疼痛再没发作，秋冬下肢仍冷。双趺阳脉细但明显触及。双下肢血流图示：双侧血管搏动减弱。叮嘱患者，仍依原方按比例制丸，重 9g/ 丸，每服 2 丸，早、晚各 1 次，坚持 1 年以上防复发。

2. 杜 X，男，42 岁，2012 年 10 月 28 日初诊。

主诉：患脉管炎 6 年，双脚冰冷疼痛，左脚更甚，发现左踇趾、次趾末端溃疡 20 天，剧痛，彻夜不能入睡，双脚抬高时更加疼痛难忍。双脚暗红瘀滞，左脚溃疡处皮肤瘀紫增厚，溃破处不流脓血，上结干痂。双侧趺阳脉未及。嘱戒烟。指压趾甲试验 5 秒钟（+），抬腿试验（+），40 秒趾背肤色开始恢复。下肢血流图示：双脚动脉搏动曲线不明显。红外线热像图示：双脚都显示“冷区”。舌暗红，苔白润，脉弦滑。

诊断：脱疽（寒湿瘀阻，湿毒化热），血栓闭塞性脉管炎（溃烂期）。

诊治：通经逐寒，清热利湿解毒。

方药：生黄芪20g、炮甲珠（研冲）5g、当归30g、川芎15g、皂角刺15g、木通10g、草节10g、桂枝10g、赤芍15g、细辛12g、吴茱萸10g、生姜皮6g、黄柏15g、苍术15g、桑枝15g、薏苡仁20g、忍冬藤25g、玄参30g、木瓜12g、川牛膝10g、防己12g、槟榔6g。水煎，日1剂，空腹喝，10剂。

按

脉管炎瘀滞期只要触及趺阳脉（足背动脉）者依上方药味、比例及时服用，都能收到很好的疗效，该方由患者赠送，屡验良效，细考此方实由透脓散、当归四逆汤、四妙散组成。关键是坚持按医嘱治疗，戒烟少酒，需服药百剂以上方能大效。

3. 董X，男，46岁，2013年9月7日初诊。

主诉：双脚刺痛麻冷5年。患脉管炎5年，多方确诊后3年。双脚麻木发冷、酸痛刺痛，晚间明显，秋后刺痛加剧，昼夜不休，行走劳作后更甚。双脚不出汗，汗毛脱落，皮肤干燥，肤色紫红、苍白相间。趾甲增厚，左小趾外侧如黄豆大小干性坏疽。小腿肌肉萎缩不明显。脚背动脉：左侧消失，右脚微细可触及。血压130/82mmHg，血糖、血脂属正常范围。大小便（–），舌胖郁红，苔白润，舌下静脉瘀滞，脉弦。

诊断：脱疽（寒凝痰滞，闭阻血脉筋骨），血栓闭塞性脉管炎（营养障碍伴轻度坏死期）。

诊治：补气活血，散寒通滞。

方药：生黄芪 20g、炮甲珠（研冲）10g、当归 30g、川芎 12g、皂角刺 18g、熟地黄 30g、鹿角胶（烊化）10g、白芥子 10g、肉桂 4g、草节 4g、炮姜 2g、炙麻黄 2g、冬瓜皮 15g、槟榔 10g、木瓜 15g。水煎，日 1 剂，空腹服，20 剂。

2013 年 9 月 29 日复诊：服药 20 剂，双脚刺痛明显减轻，晚上能入睡，便溏不爽，左小趾坏疽未加重。原方 30 剂，服用同前。

2013 年 11 月 17 日三诊：上方服 45 剂，近 2 周双足偶酸疼，间歇性跛行仍明显，脚冷减，左小趾外干性坏疽变浅如高粱米大小、不疼，原方坚持再服 100 剂以上！

按

脱疽，这里专叙血栓闭塞性脉管炎，病在郁滞期，其次缺营养期，依上方法治疗，都可收到理想的疗效。服药汤剂坚持百剂以上，再以丸药坚持，须以年计。关键是守方坚持，待以时日，方可收到理想的疗效。病到衰竭溃烂期，透脓散合阳和汤仍是主方，根据具体情况，已经坏死，将或脱落的死骨，须配合外科手术剔除后稍加补气之力，仍宜中药促其愈合。脱疽后期的治疗实为中西医之难题，守方多服，疗程要长。也不仅仅是脱疽，慢性病、顽症，方证合宜者都必须守方多服！

4. 刘X，男，58岁，2001年7月4日初诊。

主诉：左小腿溃烂不愈12年。从31岁春发现双下肢静脉曲张，左腿明显。13年前偶然左胫部外伤后久久不愈未介意，历六七月许伤口成疮面逐渐扩大，反复流水夹脓痒痛，夜晚明显，自觉左腿不力，有时麻冷肿胀。外科长期处置，中西药物调治，延绵至今不愈。查体：双下肢静脉曲张右C2级，左C6级。左小腿下胫前两侧至踝上三处溃疡几近融合，两点溃疡深处及骨，溃疡面布淡红脓汁，疮面有陈旧肉芽，边缘高起，溃疡周边皮肤增厚呈紫褐色。胫至踝脚肿胀，皮肤暗红。饮食正常，大小便利，余无他苦。舌暗红，舌下静脉瘀滞。脉弦大。

诊断：老烂腿（郁毒日久，化腐溃烂），下肢静脉曲张伴感染。

诊治：活血托脓，清热燥湿。

方药：生黄芪30g、当归15g、炮甲珠（研冲）5g、川芎12g、皂刺15g、黄柏15g、苍术15g、薏苡仁20g、忍冬藤20g、川牛膝12g、紫苏叶6g、吴茱萸6g、桔梗6g。木瓜12g、槟榔6g。水煎，日1剂，空腹喝，10剂。

2001年7月20日复诊：服上方12剂，三处疮面都有收敛，流水脓汁减少，疮面较前鲜活，上方增制乳没各12g，20剂，嘱其疮面愈合后必须制丸长服，改善下肢静脉曲张，以图长效。

按

老烂腿，这里主要针对下肢静脉回流不好，浅深静脉曲张继发感染的溃疡，案中处方为“抓主证”方，由透脓散、四妙散、鸡鸣散三方化裁而成，若不效当选阳和汤。如果方证合拍，须较长时间服药，方可取的远期疗效。

呃逆（膈肌痉挛）

刘X，男，58岁，2008年9月17日初诊。

主诉：呃逆不休7天。患者7天前因冠心病去××医院检查诊治。忽发呃逆，昼夜不休，用多种西药对症治疗，又施针灸治疗未效，呃逆更加，遂来求诊。呃逆频发声响惊人，心下痞闷热灼，饮食正常，咽干、口燥，大便偏干，尿黄。舌红，苔厚白不润，脉弦数（84次/分）。

诊断：呃逆（气血瘀滞，升降失司）。

诊治：活血理气，降逆和胃。

方药：血府逐瘀汤加味。当归12g、生地黄15g、柴胡12g、桃仁15g、红花12g、草节10g、枳壳12g、赤芍12g、川芎12g、桔梗10g、怀牛膝10g、旋覆花（包煎）12g、代赭石（研细）15g、大黄12g。水煎，日1剂，频服，3剂。

2008年9月20日下午复诊：服药第二天呃逆减，今早起来到中午未发呃逆，睡眠亦好。再服3剂即可。

按

呃逆、呃忒，即膈肌痉挛。病程长、症状重者必须用中药调治，常选王清任血府逐瘀汤合《金匮要略》大黄甘草汤取效。呃逆服药必须是小量频服，不能顿服！若久病重症出现呃逆，多是病危征兆。

噎膈反胃

1. 高X，女，37岁，2008年7月21日初诊。

主诉：饭后“心口”灼热时疼两年。近两年来每于饭后一两小时出现胸骨后不适，或灼热或微疼，有时嗳腐吞酸，咽干不适，纳正常，大便偏干日解一次。近半年来吃饭时觉食物阻于“心口”，半年来做内窥镜三次，诊为：反流性食管炎，慢性浅表性非萎缩性胃炎。舌郁暗红，舌下静脉瘀滞，苔薄白，脉弦。

诊断：噎膈（阴亏气郁，痰气互结），反流性食管炎。

诊治：润燥解郁，化痰降逆。

方药：启膈散加减。郁金15g、半夏20g、茯苓15g、厚朴15g、紫苏叶8g、沙参15g、丹参30g、川贝母15g、荷梗12g、砂仁6g、瓜蒌30g、川黄连6g、小麦20g。水煎，日1剂，分4次服，7剂。

2008 年 7 月 31 日复诊： 上药服 7 剂，原来服兰索拉唑 15mg，日 2 次未停，食物梗阻感消失，胸骨后仍不适，灼疼未发。上方加蜂蜜 50ml 化入，继服 15 剂，兰索拉唑减为日 1 次。

按

反流性食管炎为临床多见病，常由胃炎而发，用药当咽喉，食管、胃肠同治。阴亏气郁，痰气互结者，方选启膈散合半夏厚朴汤及小陷胸汤；寒热互结，升降失司者，方选半夏泻心汤合枳实薤白桂枝汤，疗效均佳。

2. 刘 X，男，53 岁，2002 年 3 月 9 日初诊。

主诉： 饮食困难伴发呕吐 4 年。患者平素吃饭时间长，每顿饭 40 分钟左右，近 4 年来明显感觉咽下困难，进食稍快则呕吐，胸骨后不适，或发烧灼，吞酸，因此食量锐减，形体消瘦，体重由 4 年前 66kg 减为 51.5kg，精神困乏，不能劳作，大便两三日一解，眠不实或失眠。面黄睑淡，舌暗淡红，苔薄白润，脉弦大。引流清理食管后 X 线钡餐示：贲门上钡剂大量滞留，通过延缓，食管中上段扩张“漏斗形”改变，吞咽后蠕动波不明显。内窥镜报告：食管中下段扩张，食管炎。化验血常规：白细胞 4.3×10^{9}/L，中性粒细胞 60%，淋巴细胞 30%，红细胞 3×10^{12}/L，血红蛋白 90g/L。便常规（–）。

诊断： 反胃（中虚气馁，升降失司），食管贲门失弛缓症。

诊治：升举中气，和胃降逆。

方药：鹿茸（研冲）3g、炙黄芪30g、当归10g、升麻5g、桔梗6g、干姜12g、生晒参12g、制半夏20g、大黄12g、炙甘草4g、苍术15g、白术15g。水煎，日1剂，频服，10剂。

2002年3月23日复诊：食入呕吐明显减少，吃饭时间明显缩短至20分钟左右。饭量有增，吞酸很少发。大便一两日解一次。守方坚持20剂。

2002年4月21日三诊：上方共服31剂，呕吐停止二周，咽及胸脘仍不适，饭量正常，吃饭时间仍长，精神气力明显好转。化验血红蛋白100g/L。仍宜补气生血，升清降浊为法，方药为生晒参12g、炙黄芪30g、当归10g、干姜10g、制半夏20g、大黄12g、草节4g、苍术15g、白术15g、升麻5g、桔梗6g、紫苏梗6g、川黄连3g。水煎，2日1剂，20剂。

按

食管贲门失弛缓症少见顽症，当从反胃论治，补虚降逆为大法，补益降逆离不开大黄甘草汤。

3. 李X，女，36岁，2012年7月13日初诊。

主诉：近3年来常有咽下困难，间发胸骨后及胸上方疼痛，致使吃饭时间延长。食量正常，体重2年来无明显变化。有时觉饮食不适即发呕吐。神情不安，心烦易激，入眠困难，睡眠不实。经迟，经血不畅，经前诸症多加重。舌暗红，舌下静脉瘀滞，苔薄白，脉弦细。两次胃镜示：慢性浅表性非萎缩性胃炎。X线钡视：食管下2/3段蠕动减弱，伴第三期收缩，成串珠形状，食管排空正常。

诊断：噎膈（气血瘀滞，痰气互结），弥漫性食管痉挛。

诊治：理气活血，益阴化痰。

方药：启膈散加味。丹参30g、沙参15g、郁金15g、木香（后下）10g、砂仁10g、川贝母15g、茯苓15g、小麦20g、荷梗15g、百合30g、乌药15g、白芍10g、栀子12g。水煎，日1剂，频服，10剂。兰索拉唑15mg，日2次。

2012年7月27日复诊：服上方10剂，咽下顺利很多，心情好转，精神有增，睡眠亦较安宁。遵上方：丹参30g、郁金12g、沙参15g、木香10g、川贝母15g、砂仁10g、茯苓15g、小麦20g、荷梗10g、百合30g、乌药15g、栀子12g、白芍12g、半夏20g、陈皮15g。水煎，日1剂，频服，20剂。

按

弥漫性食管痉挛的主要表现是咽下困难，病程久远者当从噎膈论治，方取启膈散合丹参饮多能取效。

痞证（慢性胃炎）

1. 贾X，男，39岁，1998年7月11日初诊。

主诉：呃忒、心下满痛7月。今年以来常有上腹部不适，食后心下满或疼痛，伴发呃忒打嗝，饮冷纳凉时易发，纳可，偶泛酸。大便日一解，肠鸣腹响。舌暗红，苔薄润，脉弦（63 次 / 分）。胃镜报告：慢性非萎缩性浅表性胃炎，胃底散在糜烂，未发现出血。

诊断：痞证（寒热互结，升降失司），慢性胃炎。

诊治：平调寒热，消痞散结。

方药：半夏泻心汤加味。半夏 18g、生晒参 10g、干姜 10g、炙甘草 10g、黄芩 12g、黄连 10g、吴茱萸 15g、高良姜 10g、香附 12g、浙贝母 15g、煅瓦楞子（研）20g、大枣 7 枚。水煎，日 1 剂，7 剂。戒烟酒、冷食。

2. 段 X，男，67 岁，2001 年 4 月 2 日初诊。

主诉：心下满闷不舒或发胀疼 3 月。近 3 月来常有上腹部不适、满闷，食后时有疼痛，嗳气恶心，纳差，或发吞酸，腹中肠鸣，便滞便稀。上腹触痛（+）。舌红，苔白润中后部厚，脉弦（64 次 / 分）。胃镜报告：慢性非萎缩性胃炎，胃底散在糜烂及少量出血点。

诊断：胃脘痛（寒热互结，热郁血滞），慢性胃炎糜烂型。

诊治：平调寒热，泄热逐瘀。

方药：半夏泻心汤合桃核承气汤加减。半夏 18g、干姜 10g、生晒参 10g、炙甘草 12g、黄芩 12g、川黄连 10g、桃仁 25g、大黄 12g、桂枝 6g、川贝母 15g、白及 15g、大枣 6 枚。水煎，日 1 剂，10 剂。

胃脘痛（蓄血、便黑远血）

1. 刘X，男，45岁，2001年6月18日初诊。

主诉：发现黑便2天。近2年来常有上腹部不适，隐隐疼痛，饥饿、饭前易发，近两月来有时半夜疼痛，影响睡眠，偶有嗳气泛酸，饮食正常，口干咽燥，睡眠不实，前天发现黑大便，化验大便潜血（+++）。脐右上方压痛（+），舌暗红尖赤，苔薄白燥，脉弦数（86次/分）。

诊断：胃脘痛（中焦热郁蓄血），胃十二指肠糜烂出血。便黑为远血。

诊治：清热利湿，活血凉血。

方药：吴氏桃仁承气汤合泻心汤加减。桃仁25g、炙甘草10g、赤芍15g、生地黄30g、麦冬60g、侧柏叶15g、川大黄12g、半夏15g、姜炭10g、炒黄芩12g、太子参15g、黄连10g、乌贼骨（研）20g、白及15g。水煎，日1剂，饭后两小时服，10剂。戒烟戒酒，节制冷饮。兰索拉唑15mg，日2次。

2001年6月29日复诊：便黑消失第三天，大便潜血（+），昨天做胃镜检查示：①慢性浅表性胃炎，胃底糜烂、充血。②十二指肠球部前壁溃疡出血？继服：桃仁25g、川大黄12g、炙甘草12g、麦冬30g、生地黄20g、玄参15g、赤芍 15g、半夏 15g、姜炭 10g、生晒参 10g、炒黄芩 12g、川黄连 10g、川贝母 15g、白及 15g、大枣 7 枚。水煎，日 1 剂，15 剂，药后胃镜复查。

2. 梁 X，男，37 岁，2002 年 4 月 6 日初诊。

主诉：呕血、黑便 2 天。患者近 3 年来常有上腹部疼痛，食后即发，持续 1 小时左右可自行消失，或发泛酸。前天早上发现稀软黑便，连续两次，昨天两次，今天早上一次。昨天中午呕血一次，吐出食物夹血。泛酸，恶心，头晕倦困，上腹疼痛两天未发。化验大便潜血（+++）。纤维内窥镜急诊示：糜烂型胃炎；胃底糜烂、溃疡出血。舌暗红，舌下静脉瘀滞，脉滑数。

诊断：胃脘痛（中焦热郁蓄血）。

诊治：清利湿热，活血凉血。

方药：桃仁承气汤合甘草泻心汤。桃仁 25g、炙甘草 10g、大黄 12g、赤芍 15g、麦冬 30g、生地黄 20g、川贝母 15g、白及 15g、半夏 20g、姜炭 8g、生晒参 12g、炒黄芩 12g、川黄连 10g、大枣 7 枚。水煎，日 1 剂，分 6 次服，10 剂。兰索拉唑 15mg，日 2 次。

按

调理脾胃为医中之王道！中医治病首重脾胃。食管炎、胃炎、上消化道溃疡、消化不良、胃肠功能紊乱，以及良性、恶性肿瘤术后，致胃肠功能失调的，最宜中医疗治，处方以半夏泻心汤为抓主证方，随证配合越鞠、逍遥及四磨饮，以通为用的大黄，补气助运的参、芪，辨治脾胃病思过半矣！这里特别需要强调的是，胃、十二指肠溃疡出血为急症重症，夹寒明显者于三泻心汤中加桃核承气汤，阴伤血热则宜合吴氏桃仁承气汤。用量宜重，或者一日两剂，尽快止血、止痛为要！再则，调理脾胃见效容易，但是疗程要长，一般需要服药两月以上。处方固定，尽量不要乱改，最好经胃镜检查、复查，以溃疡痊愈为准。脾胃病还要强调饮食的节制，暴饮暴食、饮食不洁是引起胃肠病的主要原因！

水饮证（功能性胃潴留）

1. 陈X，女，53岁，1980年1月7日初诊。

主诉：心下硬满不能多食10年。夫发生意外，连累妻儿尽受折磨，忧思气结，致心下满硬不能食，10多年不解。X线钡餐透视：胃排空时间超过六小时，功能性胃潴留。面黄明润，睑淡红，形体消瘦。舌郁暗淡，苔白润滑，脉弦细。

诊断：水饮证（忧思伤脾，水气互结）《金匮要略》有云："此为气分，心下坚，大如盘，边如旋杯，水饮所作。"

诊治：温化水饮，行气消痞。

方药：桂枝去芍药汤加麻黄附子细辛汤加减。桂枝 15g、生姜皮 10g、麻黄 6g、细辛 6g、制附子（先煎 1 小时）15g、枳实 40g、白术 12g，水煎，日 1 剂，频服，5 剂。

1980 年 1 月 20 日复诊：上腹至剑突下上顶硬满，服中药第四剂后开始变柔软，自觉坚硬上顶感消失，触硬触痛不明显，叩诊、揉按仍有振水声，纳谷明显增加，食后脘闷仍明显，大小便利。遵上方药：桂枝 15g、生姜皮 10g、麻黄 6g、细辛 6g、制附子（先煎 1 小时）15g、生晒参 8g、枳实 40g、白术 12g、苍术 12g、茯苓 15g。水煎，日 1 剂，频服，10 剂。

按

患者初诊检查，是笔者从医以来见到的第一个典型的胃型水饮证，真是心下坚，大如盘，边如旋杯。遵《金匮要略》桂枝去芍药汤加麻黄附子细辛汤，并去甘草、大枣，因“中满者忌甘”。配合也是治疗水气的枳术汤而取效。其夫君冤情得以平反，精神环境也安宁，愈后再未复发。

2. 冯 X，男，42 岁，1994 年 3 月 21 日初诊。

主诉：呕吐，心下憋胀两月。上腹部憋胀，每到下午呕吐宿食，吐后胀消脘舒，食入又胀饱闷，自觉触压反弹胃脘部有振水声。致身体消瘦，精神困倦，大便两三日一解，尿少黄赤，面黄少泽，舌淡体大，苔白润滑，脉细滑。上腹部从左及右“胃型”膨隆，触诊有振水声，压痛（+）。X线钡餐透视：幽门通过迟缓，胃内大量滞留物。禁饮食6小时后胃内残留量约400ml。舌暗红边有齿痕，苔白水滑，脉滑双关明显。

诊断：水饮证（伤脾失运，水气互结），功能性胃潴留。

诊治：温化水饮，行气消痞。

方药：枳术汤加味。炒枳实40g、白术15g、乌药15g、木香12g、槟榔12g、川大黄6g、茯苓15g、猪苓15g、泽泻15g、桂枝5g、干姜10g，水煎，日1剂，频服，7剂。

1994年3月31日复诊：上方7剂，上腹痞闷满硬消失，偶有满闷，纳正常，食后痞硬未发。遵上方：枳实40g、白术15g、生晒参10g、乌药12g、木香10g、炒槟榔6g、川大黄6g、茯苓15g、猪苓15g、泽泻15g、桂枝5g、干姜10g。水煎，日1剂，分4次服，10剂。

按

胃潴留病因复杂，病案所列为功能性胃潴留，依《金匮要略》水气篇论治。男性冯某有明显的肝郁脾虚，水饮停留。是由打赌过食所伤，一顿饭吃了1kg白面、一小碗烧肉、四个大馒头，一碗面汤，可气可悲不？处方枳术汤合五磨饮取效。

泄泻便血（过敏性结肠炎、溃疡性结肠炎）

1. 李X，男，37岁，1995年8月16日初诊。

主诉：脘腹不适，腹泻3年。3年来常有脘腹疞痛，肠鸣腹泻，日解大便三五次，稍食不慎则发作。胃镜诊断浅表性胃炎，肠镜诊为非特异性结肠炎。偶有吞酸，纳谷正常，腹部压痛（±）。听诊：肠鸣音亢进。舌暗淡红，苔薄白中间厚，脉弦大。

诊断：泄泻（寒热互结，升降失司），过敏性结肠炎。

诊治：益气消痞，平调寒热。

方药：甘草泻心汤加减。炙甘草15g、半夏15g、红参12g、干姜10g、炒黄芩12g、川黄连10g、诃子15g、木香10g、白蔻仁6g、炒白芍10g、草果6g。水煎，日1剂，10剂。

按

泄泻多伴有胃脘不适，常用泻心汤三方取效。笔者对三方的应用区别：心下痞满或闷痛，干呕或哕，便溏或便干，用半夏泻心汤；心下痞满而硬，肠鸣作响，腹泻三次以内，用生姜泻心汤；心下痞痛，腹鸣如雷，便泻次频四次以上，宜甘草泻心汤。

2. 刘X，女，37岁，2010年9月17日初诊。

主诉：忽发泄泻4天。便稀如水，腹痛肠鸣，脘闷纳少，先有周身不适，困倦神疲，常易感冒。经前经期更易感冒。舌苔薄白，脉细滑。

诊断：泄泻（中虚感寒，升降失司），急性胃肠炎。

诊治：依喻氏逆流挽舟法，散寒祛湿，益气升提。

方药：人参败毒散加味。生晒参10g、炙甘草12g、川芎12g、柴胡15g、前胡10g、羌活12g、独活12g、茯苓15g、炒枳壳10g、桔梗10g、炒黄芩12g、诃子15g。水煎，日1剂，5剂。

按

腹泻因感冒而发，或腹泻有感冒现象者，多由脾胃气虚，感受风寒湿邪所致，方宜选败毒散。脾虚气陷，短气乏力者，用升阳益胃汤，都能达到“逆流挽舟”之功。

3. 党X，女，53岁，2017年10月7日初诊。

主诉（代诉）：便黑15天，大量便血7天，体温持续39.5~41℃ 11天。山西医科大学第一医院重症监护室住院7天。

诊断：出血性全结肠型肠炎伴全身中毒症。对症治疗并输血共6000ml，体温40℃不降，便血不止，化验血红蛋白30g/L，7天不增，急令转院，告言不治。家属闻听失去信心，回家以待后事。其两位姐姐于心不忍，多方邀笔者出诊，以尽人事。患者体温 40.5℃，但神志清楚，淡红血便，时呼腹痛，面垢色黄，进门即闻奇怪臭气，家人亦被迫无奈都戴口罩！舌质暗红，舌苔黄褐垢腻，脉虚数（108 次 / 分）。秽浊气、垢腻苔，是为疫气之征！系瘟疫日久高热但神清为特点，疫热动血则吐衄便血不止。

诊断：湿热疫（迫血妄行）。

诊治：避秽化浊，清热解毒，凉血止血。

方药：白虎达原饮加减。厚朴 20g、槟榔 10g、炒黄芩 15g、白芍 12g、知母 20g、草果 10g、生晒参 15g、生石膏（先煎）50g、炙甘草 10g、生地黄 20g、玄参 20g、炒槐花 15g、生柏叶 15g、荆芥穗炭 10g、小麦 20g。水煎，日 1 剂，频服。

2017 年 10 月 14 日复诊：服药 1 剂，病人不配合，停药。但是体温 37.2℃以内连续 2 天再未升高！经家人多方劝慰于第三天又开始服第二剂药。共服 6 剂后便血止，化验：大便隐血试验（+），体温 36.2 ~ 36.8℃。再未发热。苔薄黄腻少腐，脉虚数，效不更方，也不敢改变处方，5 剂。

2017 年 10 月 20 日三诊：初诊以来体温 36. 5℃以内，再未升高。共服 11 剂后化验：血红蛋白 95g/L，大便隐血试验（ ± ）。纳正常，能下地正常活动，欲待康复调养需日。贫寒农家，一面锦旗以表谢意。

4. 王 X，女，37 岁，2010 年 9 月 17 日初诊。

主诉：腹泻、腹痛时轻时重 8 年，泻前腹痛，便后腹痛仍不能止，便滞不畅时有后重，多次诊为非特异性结肠炎。四肢厥冷，无问秋冬，纳可体瘦，月经期正常，经血少。面青黄明润，舌暗红，苔白润，脉弦大（64 次 / 分）。

诊断：泄泻（寒热错杂，升降失司）。

诊治：调和寒热，温脏止泻。

方药：乌梅汤加减。乌梅 30g、当归 10g、川椒 10g、黄连 35g、干姜 20g、制附子（先煎 1 小时）12g、红参 12g、炒黄柏 12g、肉桂 12g、细辛 12g、炒白芍 15g、炒白术 10g、防风 15g、诃子 15g，水煎，日 1 剂，分 6 次服，10 剂。

2010 年 9 月 29 日复诊：服药 10 剂，从第二剂后腹痛消失，腹泻次数减少，近 5 天来每日大便一两次，成形软便，腹痛再未发作。沉年痼疾，遵方再服：乌梅 30g、当归 10g、川椒 10g、制附子（先煎 1 小时）12g、炒黄柏 12g、红参 12g、官桂 12g、细辛 12g、川连（打）35g、干姜 20g、炒白芍 12g、炒白术 12g、防风 15g，水煎，2 日 1 剂，10 剂。

5. 陈 X，男，28 岁，2017 年 7 月 20 日初诊。

代诉：腹泻后重 18 月，便前时伴腹痛，大便经常带血或血便，至贫血，未介意。从 2017 年 5 月以来常发昏仆摔跌，方到柳林县人民医院就诊，拟诊为内痔出血收住院，化验：血红蛋白 59g/L，做肠镜后诊为“全结肠溃疡性出血性肠炎，疑诊克罗恩病”。住院后对症治疗 7 天，并 6 次输血共 2400ml，复查血红蛋白 59g/L，便血不止。于 2017 年 6 月 20 日转山西省某医院消化内科，又做肠镜两次，病检诊断：

溃疡性结肠炎（重度，全结肠型，初发型），溃疡面出血伴脓汁。血红蛋白 59g/L，住院 16 天，大便出血不止，复查血红蛋白 64g/L，医院劝其出院回家调养。出院带药并输注蔗糖铁注射液 10 天一次，便血仍不止，化验血红蛋白 42g/L。患者面虚黄浮肿，睑淡，睑肿，眼印，语言无力，陈述不清，头昏昏行走不稳，纳尚可，口干口黏，身凉肢冷，近日腹不痛。舌胖暗红，苔薄黄腻，脉弦大。

诊断：便血（寒热错杂，失血耗气）。

诊治：寒热并用，补气生血。

方药：乌梅丸合当归补血汤加减。乌梅 30g、生晒参 12g、炙黄芪 30g、当归 10g、川椒 10g、制附子（先煎 1 小时）12g、炒黄柏 12g、肉桂 12g、细辛 12g、川黄连 35g、干姜 10g、姜炭 15g、炒白术 10g、炒白芍 15g、防风 15g。水煎，日 1 剂，5 剂。

2017 年 7 月 26 日复诊：服中药 5 剂，第三天后大便日解两三次，便血明显减少，纳谷好，自觉头昏减，精神较前好，语言清，上方加炒槐花 15g，7 剂。

2017 年 8 月 3 日三诊：近 4 天来肉眼血便未发现，化验：大便潜血（++），血红蛋白 95g/L。双睑淡红，浮肿（±），眼印较前淡，纳谷好，自觉有力气，头昏 1 周来未发。大便软，日解一两次，尿黄。舌暗淡红，苔薄腻，脉弦大。遵原法：乌梅 30g、生黄芪 35g、当归 12g、生晒参 12g、川椒 10g、制附子（先煎 1 小时）12g、炒黄柏 12g、肉桂 12g、细辛 10g、川黄连 35g、干姜 10g、姜炭 10g、炒白芍 15g、炒白术 10g、防风 12g、草果 6g、炒槐花 12g。水煎，日 1 剂，10 剂。

2017 年 9 月 7 日四诊：共服中药 22 剂，化验：血红蛋白 129g/L，大便隐血（-）。饭量大，精神好，言语有力，面显红润。舌淡红，苔薄腻，脉缓（62 次 / 分）。嘱其调整食物营养成分，戒食冷饮、忌烟酒，每顿饭量不可过重，每天 4 顿饭。方药：乌梅 30g、生黄芪 30g、当归 10g、生晒参 12g、川椒 10g、制附子（先煎 1 小时）12g、炒黄柏 12g、肉桂 12g、细辛 10g、川黄连 32g、干姜 10g、姜炭 10g、木香（后下）10g、炒槟榔 6g、白芍 15g。水煎，2 日 1 剂，15 剂。

2017 年 12 月 12 日五诊：停服中西药 2 月，半个月化验大便隐血一次，共四次，均为阴性，血常规系列均在正常范围，血红蛋白 140g/L。为防止复发，令制丸巩固半年以上：炙黄芪 80g、炮甲珠 40g、当归 40g、川芎 40g、皂角刺 60g、乌梅 120g、川椒 40g、制附子 60g、炒黄柏 60g、生晒参 60g、官桂 60g、细辛 40g、川黄连 150g、干姜 40g、姜炭 40g、炒槐花 60g、生柏叶 60g、荆芥穗炭 40g，研制蜜丸 9g/丸，每服 2 丸，日 3 次，1 月后减为每次 1 丸，日 3 次。

依西医消化内科记载，溃疡性结肠炎特别是全结肠型的，保守治疗效果极差，即便临床治愈，绝大多数难免复发！该患者肠镜、病理学诊断为全结肠型、重度、初发型的溃疡性结肠炎，难以确定是否手术，家属亦难接受手术，因此劝其出院回家"调治"，其实是推诿之词。乌梅汤 5 剂便血停止，服 22 剂大便隐血试验（-），血红蛋白很快恢复正常，临床治愈。患者感激，送来一面锦旗以表谢意。其实欲求远效，还需乌梅丸半年或更长时间巩固！这里需要阐述的是：为什么于乌梅丸中合透脓散？是考虑到西医说该病一定要复发？其实从中医角度辨证，还是湿热余毒未净，潜伏壅滞日久则复发，所以加入透脓散益气托毒，祛腐生新，除恶务尽！才能达到远期疗效，再不复发。

2019 年 7 月 21 日六诊：两年来腹痛、腹泻、便血再未发生，多次化验大便隐血（-）。2019 年 7 月 19 日肠镜检查：全结肠未见异常。患者病程历两年，笔者的病案整理亦逾两载！

按

腹痛反复不愈，泄利日久不止，便脓、便血不休，肢冷神烦不宁，《金匮要略》乌梅丸改汤，多可收到意想不到的良效！若能研究透彻乌梅丸的功效，临床上诸多疑难怪症可以得到有效的治疗。用经方注意配伍比例，无特殊情况时用药比例不可随意改动。笔者用乌梅丸治肢冷腹痛，神情躁烦用桂枝；治疗泄利、肠鸣、腹痛，调理肠胃用肉桂。

6. 薛 X，男，68 岁，2010 年 9 月 20 日初诊。

主诉：10 年来便滞带血夹脓，便时腹痛，便后腹痛减轻，日解大便3~10次不等，便次多时里急后重。纳谷差，或发嗳气，形体消瘦，舌暗红，苔白中后部厚，脉弦。小腹压痛（+），左下腹压痛（++）。叩诊（-）。可触及“管状样”降结肠、乙状结肠。肠鸣音亢进。化验血常规：白细胞 5.1×10^9/L、红细胞 2.8×10^{12}/L、血红蛋白80g/L、血小板 340×10^9/L。便常规：外观脓血有黏液，镜下红白细胞满视野。肠镜：溃疡性结肠炎。

诊断：下利（寒热错杂，失血耗气）。

诊治：调和寒热，温脏止泻。

方药：乌梅丸合当归补血汤加减。生黄芪30g、当归12g、乌梅30g、川椒10g、制附子（先煎1小时）12g、炒黄柏12g、红参12g、肉桂12g、细辛10g、川黄连35g、干姜20g、木香10g、诃子15g、炒白芍12g。水煎，日1剂，分3次空腹服，7剂。

2010年9月30日复诊：上方服7剂，腹痛下利减，近3天来每日大便两次，脓血、黏液肉眼看消失，脘腹舒，思食。遵上法：生黄芪30g、当归12g、乌梅30g、川椒10g、制附子（先煎1小时）12g、炒黄柏12g、红参12g、肉桂12g、细辛10g、川黄连35g、干姜20g、炒白芍10g、木香10g、炒槟榔6g。水煎，日1剂，分3次空腹服，20剂。

2010年12月7日随访：腹痛腹泻2月来未发，大便日解一两次，软便。嘱其大便化验、肠镜检查恢复正常时方可酌减停药。

梅核气

辛X，女，32岁，2010年9月20日。

主诉：咽如物梗，时轻时重5年。或呃逆嗳气，闲时常发。饮食正常，不吞酸。先后做三次喉镜未见异常。眠不实，情绪易激，心烦易悲。大便日解一两次，小便利，经前症状加重，经后多减，体瘦。舌淡尖红，脉弦。

诊断：梅核气，癔球症。

诊治：健脾化痰，理气益阴。

方药：半夏20g、茯苓15g、紫苏叶8g、厚朴15g、柏子仁20g、炒酸枣仁15g、川芎12g、知母15g、生姜皮6g、麦冬15g、炙甘草10g、小麦20g、龙眼肉15g。水煎，日1剂，分4次服，10剂。

按

癔球症是常见病，单从梅核气调治疗效多不理想，笔者临证用厚朴七物汤常合酸枣仁汤、甘麦大枣汤，有阴虚症状的酌入麦冬、生地黄，易见效、复发少，但服药需坚持3周以上。

癔球症、食管痉挛、食管贲门失弛缓症、神经性呕吐、神经性厌食、肠易激综合征，总体治疗原则是调气血安神志，调养心脾。同时要得到病人的信任，方可取得理想的疗效，所以，年资浅的医生应避免收治这类病人。

便秘

1. 赵X，女，34岁，2012年4月16日初诊。

主诉： 便秘18年。患者从16岁开始秋天出现便干，5~12日方解大便一次，便下干结如羊屎，多年入睡困难，睡眠不实，神烦易疲，月经先后不定，经行前烦躁不安，或情绪低落，经血不畅、血少。咽干不喜饮水，纳可。舌淡红，苔微厚不润，脉弦。

诊断： 便秘（肝郁脾虚，推动无力）。

诊治： 疏肝健脾，润肠通便。

方药： 生黄芪15g、晒参8g、当归25g、白芍10g、茯苓15g、柴胡12g、生白术20g、炙甘草12g、小麦25g、大枣12枚、陈皮20g、薄荷5g、芦荟7g、朱砂（研冲）1g。水煎，日1剂，空腹服，10剂。

2. 惠X，女，33岁，2012年7月13日初诊。

主诉： 便秘10年。10余年来，5~7天内毫无便意，腹不觉胀，大便时量多不甚干，纳谷正常，口中和。月经正常。舌淡红，苔白微厚，脉缓双关有力。

诊断： 便秘（肝郁脾虚，推动无力）。

诊治：疏肝健脾，助运通便。

方药：四磨汤加味。太子参 15g、乌药 15g、木香 10g、槟榔 10g、枳实 15g、厚朴 20g、陈皮 20g、郁李仁 20g、牵牛子（研）10g、草果 6g。水煎，日 1 剂，分 2 次空腹服，10 剂。

按

便秘、肢冷肢厥，是青年女性的“专有”病，男性患者极少。调治见效快但是易复发，上述病例为临床常见类型。笔者于临证，汤药见效后按比例制丸，坚持服用三四个月以上，多能治愈。

3. 陈 X，女，27 岁，2012 年 3 月 16 日初诊。

主诉：习惯性便秘 13 年。患者从少年月经初潮后出现大便干结，4～6 天一解，大便费力时长，便下如羊屎，便后困顿乏力，饭量尚可，体瘦，体重 42kg。睡眠好，面黄少泽，月经正常，经来时便稀或便前腹痛。舌暗红，苔白中后部厚，脉细左关弦。

诊断：便秘（脾胃气馁，推动无力）。

诊治：补益中气，行气通便。

方药：补中益气汤合承气剂加减。生黄芪 15g、生晒参 10g、生白术 20g、当归 15g、陈皮 20g、粉甘草 10g、柴胡 6g、升麻 5g、桃仁 15g、枳实 30g、厚朴 20g、大黄 10g。水煎，日 1 剂，分 3 次空腹服，10 剂。

按

习惯性便秘常见于青年女性，其次是老年人。一般的7~8日大便一次，笔者曾治疗一例15~20天大便一次的病例，饭量还可以，也不觉腹胀有便意，真感叹人体肠胃到底能容纳多少东西？这类患者中气虚馁，推动无力占多数，宜补中益气加开通之味。刚开始服汤剂，服10剂以上见效后，改制成丸缓图3月以上，方可治愈。

鼓胀（肝性腹胀）

1. 杜X，男，49岁，2010年7月16日初诊。

主诉：腹胀无问饥饱2年。纳谷尚好，大便两日一解，尿利。形体消瘦，常有右肋胁不适，整日脧胀气沉，嗜酒25年，已戒烟、酒3年。轻度肝掌。平卧腹部轻度“蛙状腹”，腹软，少腹两边叩诊浊音，移动性浊音不明显。化验肝功在正常范围。B超报告：肝纤维化（轻度），早期肝硬化。舌暗红，苔薄白，舌下静脉瘀滞。脉弦，双关有力。

诊断：鼓胀（肝脾不和，气血水瘀）。

诊治：化瘀通气，利水消胀。

方药：印氏化瘀通气汤。生地黄30g、枸杞18g、柴胡12g、郁金12g、瓜蒌仁12g、当归15g、赤芍15g、丹参

20g、牡蛎（先煎）15g、鳖甲 20g、桃仁 12g、红花 12g、䗪虫 8g、桔梗 6g、紫菀 10g、葶苈子 15g、椒目 6g、大黄 6g。水煎，日 1 剂，空腹服，10 剂。

2010 年 8 月 2 日复诊：服上方 15 剂，前 5 天矢气频频，小便量多，腹胀逐渐减轻，脘腹舒松，气沉未发，高兴之余自己又多服 5 剂。肝区不适近 1 周未发，纳增知饥，腹部叩诊：鼓浊音不明显。遵原法制丸：生地黄 100g、枸杞 60g、柴胡 60g、郁金 60g、瓜蒌仁 60g、当归 80g、赤芍 80g、丹参 100g、鳖甲 100g、牡蛎（先煎）100g、桃仁 70g、红花 70g、土鳖虫 40g、桔梗 30g、紫菀 60g、葶苈子 60g、川大黄 40g、椒目 30g，共研制丸，9g/ 丸，每次 2 丸，日 3 次，空腹服。

2. 杜 X，男，44 岁，2011 年 5 月 5 日初诊。

主诉：腹满、腹胀 1 年。1 年来腹满、腹胀，无问饥饱，饭后更甚。致不能多食，身体消瘦（体重 48 kg）。1 月前吐血两次，约 800ml，方到吕梁市某医院检查，做 X 线钡餐透视、急诊胃镜均诊为食管胃底静脉曲张。B 超检查示：肝脏体积增大（上下径 14cm），表面不光滑，肝实质回声增粗增强，肝硬化，脾大，切迹明显（上下极长 14.5cm）。肝功能化验：在正常范围，乙肝表面抗原（+）。尿蛋白（±）。虽经对症治疗，仍感食欲不振，干呕、恶心时发，口干夜甚，不欲饮水。腹胀不减，近来连续几次感冒，神疲乏力，两膝酸软，右肋顶胀不适，尿少尿黄，大便一两日一次。手足常热，面黄暗无蜘蛛痣，大小鱼际肝掌征明显，腹部膨隆，移动性浊音（++）。腹壁静脉曲张不明显，下肢水肿（±），肝肋下不足三指，质光滑不硬。舌暗红，苔薄不润，舌下静脉瘀滞，脉弦双关有力。

诊断：鼓胀（肝肾阴虚，气血水瘀）。

诊治：滋水涵木，理气活血，利水消胀。

方药：一贯煎合化瘀通气汤加减。生地黄 30g、枸杞 15g、当归 15g、沙参 15g、麦冬 15g、柴胡 12g、丹参 20g、鳖甲 20g、牡蛎（先煎）15g、赤芍 12g、郁金 12g、桃仁 15g、红花 12g、川楝子 12g、桔梗 10g、紫菀 10g、土鳖虫 8g、葶苈子 15g、椒目 6g、川大黄 6g。水煎，日 1 剂，10 剂。

2011 年 5 月 20 日复诊：近日腹胀、腹满减，干呕、恶心未发，纳谷增加，食后饱胀不明显。原方继服 20 剂。

2011 年 6 月 17 日三诊：腹胀、腹满减 2/3，纳谷正常，肋胁支撑胀痛不明显，二便利。腹大松软，移动性浊音不明显，平卧少腹边浊音（+）。舌暗红，舌下静脉瘀滞，脉弦。依上法：生地黄 35g、当归 15g、沙参 15g、麦冬 15g、枸杞 15g、鳖甲 25g、牡蛎（先煎）15g、柴胡 12g、丹参 20g、赤芍 12g、郁金 12g、桃仁 15g、红花 12g、川楝子 12g、桔梗 10g、紫菀 10g、土鳖虫 8g、甘遂（研冲）5g、川大黄 6g。水煎，日 1 剂，30 剂。

3. 高 X，男，47 岁，2011 年 7 月 6 日初诊。

主诉：发现乙型肝炎 12 年，两年前体检，B 超两次查为肝硬化。从2010年10月觉腹满腹胀，食不能多，消瘦，体重54kg（两年前体重68kg），疲倦不能劳，便溏，日解大便两三次。阳事不能，排尿时间长。面微暗黄，无蜘蛛痣，巩膜轻度黄染，不发热，常有齿龈出血。肝掌（大小鱼际呈斑状发红）。近肋及脐下轻度静脉曲张，腹水征（++）。舌润光滑，舌下静脉瘀滞，脉弦。化验肝功能：在正常范围内，乙肝五项“小三阳”。尿常规：蛋白（+），尿胆原（+）。血常规：血红蛋白100g/L。B超报告：肝纤维性变，回声致密、增强、增粗，肝实质内示反射不均的弥漫性斑状改变，门静脉主干内径16mm，脾脏增大，脾静脉内径10mm。少量腹水。

诊断：鼓胀（肝郁脾虚，气血水瘀）。

诊治：疏肝健脾，活血利水。

方药：自拟混元丹。生晒参6g、茯苓15g、青皮12g、柴胡12g、枳壳12g、赤芍12g、三棱12g、莪术12g、红花15g、炮甲珠（研冲）5g、皂角刺15g、鳖甲25g、牡蛎（先煎）15g、炒鸡内金18g、茵陈18g。水煎，日1剂，饭后2小时服。

2011年7月27日复诊：服上方15剂，于服药第五剂后腹胀、腹满松解，知饥食增，精神较前好，大便日解一次，尿多，舌暗红苔少，舌下静脉瘀滞，脉弦大。方药：生晒参6g、生地黄25g、枸杞15g、当归15g、赤芍12g、鳖甲25g、茯神15g、青皮12g、柴胡12g、莪术12g、三棱12g、鸡内金18g、牡蛎（先煎）15g、炮甲珠（研冲）5g、皂角刺

15g、茵陈15g、红花15g、枳壳12g。水煎，日1剂，20剂。特别嘱咐：先汤后丸，坚持服药1年以上！

按

肝性腹胀、肝腹水，肝功失代偿前，服印会河老师化瘀通气汤，已成腹水者间服十枣汤。如有吐血、便血或胃镜见食管静脉曲张者须一贯煎合桃仁承气汤服用2月以上！腹水消，出血止，稳定期服混元丹制丸，每次9g，日4次，坚持服用2年以上。肝病虽顽固，施方坚持养肝柔肝，行气活血利水，方案适宜，腹水就不会复发。

胁痛（胆结石）、石淋（泌尿系结石）

1.常X，男，36岁，1985年7月17日初诊。

主诉：右上腹疼痛10天，10天来因右腹闷疼时发，疑阑尾炎。做B超：胆结石泥沙型，阑尾区未见异常。右上腹触痛（±）。右腹常疼，时发吞酸，纳可，大小便正常，体消瘦。舌淡红，舌苔中后部微厚，脉弦。

诊断：胁痛（气滞火郁）。

诊治：补气活血，清热利胆。

方药：透脓散合胆道排石汤加减。生黄芪15g、当归15g、川芎12g、皂角刺15g、金钱草20g、鸡内金30g、郁金15g、木香12g、枳实15g、大黄15g、茵陈18g。水煎，日1剂，分4次饭后服，10剂。

1985年7月29日复诊：服上方7剂，胁痛和脘腹饱胀近2天未发。嘱患者一定坚持服药，排出结石为目的。继服15剂。

1985年8月23日复诊：上药共服25剂，县、市两级医院B超检查：胆管、胆总管、胆囊内未发现结石。

2. 赵X，男，34岁，2014年4月13日初诊。

主诉：右腰剧痛两小时。上午9时长跑约20分钟后，忽然出现右腰剧痛，并及右下腹和会阴处，约5分钟疼痛停止，移时又发，持续不止两小时来诊。尿急尿频，尿黄赤，大便两日未解，干呕、恶心，腹部憋胀不明显。体温37℃。舌暗红，苔微腻黄，脉数（92次/分）。化验尿常规：白细胞5个/HP，红细胞满视野。B超检查示：右肾肾盏及髓质探及密集光点，未见光团，肾积水（轻度）。左肾（-）。输尿管，膀胱未发现光点、光团。

诊断：石淋（脾肾气虚，膀胱蓄热）。

诊治：急则治标，清热利水通淋。

方药：生黄芪20g、炮甲珠（研冲）4g、当归15g、川芎15g、皂角刺15g、鸡内金30g、郁金15g、金钱草15g、石韦15g、木香12g、枳实12g、大黄15g、木通6g、瞿麦10g。水煎频服，日2剂，10剂。嘱其多饮水，多跳跃运动，促进结石的排出。

按

胆结石、泌尿系结石有泥沙型，有巨石型。胆结石直径小于0.4cm，肾、输尿管结石巨石型者先碎石再采用中药，排石效果很好。这是笔者从医来第一次系统观察、跟踪随访的胆结石病例。此以后的临证中得出：凡胆囊泥沙型结石，或结石直径小于0.4cm，泌尿系结石经碎石后，服用天津南开医院的胆道排石汤合透脓散改汤，都能理想地排净结石。如果能坚持再服二三十剂，能够理想地控制结石的再形成。不论是胆结石还是泌尿系结石，多数病人在临床症状消失后不能坚持服药，致使结石再发者不少，依上方案治疗仍能取效。

水肿（急性肾炎、肾病综合征）

1. 张X，女，34岁，2014年9月17日初诊。

主诉：水肿、头昏乏力3年。多年来常有头昏，乏力少气不耐劳，3年前身肿下部重，头昏频发，乏力困倦更加，咽干口燥不喜饮，纳正常，大便干，尿少色黄，手足夜热。舌暗红，苔薄白，脉弦。浮肿、下肢水肿（+++）。血压160～180/106～120mmHg，当日血压176/120mmHg。化验血生化：胆固醇9.0mmol/L，甘油三酯3.8mmol/L，尿常规：白蛋白 26g/L。尿蛋白（++++），管型（++）。

诊断：水肿（肝肾阴虚，邪热留连），肾病综合征。

诊治：补益肝肾，清热活血利水。

方药：一贯煎合益肾汤加减。生地黄 30g、海马（研冲）1 匹、生黄芪 18g、沙参 15g、麦冬 15g、枸杞 15g、当归 15g、赤芍 15g、川芎 12g、丹参 20g、桃仁 15g、红花 12g、茯苓皮 15g、白茅根 15g、山豆根 15g、蒲公英 15g、夏枯草 15g、葶苈子 20g、椒目 10g、川大黄 10g、大枣 7 枚。水煎，日 1 剂，分 4 次空腹服，10 剂。

2014 年 9 月 30 日复诊：服上方 10 剂，水肿明显消退，下肢水肿（++），尿蛋白（++），管型（+），血压 150/104mmHg，上方继续服 15 剂。

2014 年 10 月 18 日三诊：水肿（±），咽干、口燥未发，手足夜热减，纳好，脘闷消。血压 136/96mmHg。化验尿常规：尿蛋白（+），管型少许。血生化：胆固醇 5.6mmol/L，甘油三酯 1.3mmol/L，白蛋白 48g/L。上方改葶苈子 10g、椒目 5g，服 30 剂。

2014 年 11 月 24 日四诊：水肿再未发，精神好，血压 128/96mmHg。化验尿常规：尿蛋白（±）、管型（－）。血生化：总胆固醇 4.8mmol/L，甘油三酯 1.2mmol/L，白蛋白 48g/L。方药：生黄芪 20g、海马（研冲）1 匹、生地黄 30g、沙参 15g、麦冬 15g、枸杞 15g、当归 15g、赤芍 15g、川芎 12g、丹参 20g、桃仁 15g、红花 12g、土茯苓 15g、白茅根 15g、山豆根15g、蒲公英15g、夏枯草15g、苦丁茶15g、葶苈子12g、椒目10g、川大黄6g。水煎，日1剂，30剂。

2014年12月26日五诊：血压128/96mmHg，浮肿再未发生，血脂、尿常规均在正常范围。患者病休3年多，已上班1月。制丸巩固：海马4对、炙黄芪60g、生地黄120g、沙参50g、枸杞80g、麦冬60g、当归60g、瓜蒌仁60g、赤芍60g、川芎50g、丹参80g、桃仁70g、红花50g、土茯苓60g、白茅根60g、山豆根80g、紫花地丁60g、夏枯草60g、大黄20g、苦丁茶70g。研细制蜜丸，9g/丸，每次2丸，日3次，空腹服。

2016年9月20日随访：丸药每日4~6丸坚持至今。水肿及低蛋白血症再未发，多次化验尿常规及血脂均在正常范围。血压仍不稳定（130~140/84~96mmHg）。嘱患者再坚持服丸药1年以上。

按

肾病综合征，沉疴顽疾，多由热毒久蕴，肝肾阴伤，气血水互结而发，方选一贯煎合印氏益肾汤最宜，方既效，贵在守法坚持！

2. 谢X，女，19岁，2013年9月12日初诊。

主诉：晨起后发现头面部水肿3天。10天前上呼吸道感染咽痛已愈，3天前洗脸发现眼肿、面浮，未介意，昨天肿及全身，尿少尿红，乏力困倦，脘闷纳差，大便日解一次，血压146/108mmHg，咽部充血（+），下肢水肿（++）。舌淡红尖赤，脉数（98次/分）。尿化验：肉眼血尿，比重1.030，红细胞满视野，蛋白（++），管型（++）。

诊断：风水（风热袭表，肺失宣降，水停血滞），急性肾小球肾炎。

诊治：清热宣肺，活血利水。

方药：印氏益肾汤。当归15g、赤芍15g、川芎12g、丹参20g、桃仁12g、红花12g、金银花15g、蒲公英15g、紫花地丁12g、山豆根15g、白茅根15g、土茯苓15g、夏枯草15g、生姜皮10g、大腹皮10g。水煎，日1剂，分3次空腹服，6剂。苄星青霉素120万单位，7日一次，肌注。低盐饮食。

2013年9月19日复诊：浮肿减，下肢水肿（+），尿黄不红，尿量1800ml/日，饮食正常，血压140/94mmHg，脉滑（82次/分）。依上方服10剂。

2013年10月4日三诊：上方共服16剂，水肿全消后1周，血压136/82mmHg。尿常规：淡黄，红细胞2~3个/HP，蛋白（±），管型（-）。方药依原法：生黄芪12g、川续断12g、当归12g、赤芍15g、川芎12g、桃仁12g、红花12g、丹参20g、金银花15g、蒲公英15g、紫花地丁15g、山豆根15g、白茅根15g、土茯苓15g、夏枯草15g、生姜皮10g、川大黄6g。依前法服20剂。苄星青霉素120万单位，肌注，3周一次。

按

历来中医辨急性肾小球肾炎风水、皮水。有寒热表证或初发者，处方《金匮要略》越婢汤。在没有寒热发热的情况下，笔者遵循印会河老师“抓主证”法，径用益肾汤，该法消肿快、疗程短，血压和化验尿结果能很快恢复正常。依国外医学研究表明，较长时间使用苄星青霉素，能控制溶血性链球菌的再次感染，提高疗效，防止成为慢性肾炎，意义很大。

虚劳（营养不良性贫血）

1. 刘 X，女，36 岁，2012 年 3 月 13 日初诊。

主诉： 浮肿乏力 3 月。纳谷好，困倦乏力，近 3 月来更增头昏，全身浮肿，下肢水肿（++），动则短气汗出，发热但体温正常（36.7℃）。眠不实，心慌。月经量多、期长。经后上症更重，末次月经第 15 天，血止第 4 天。眼睑淡红，面黄浮肿，舌暗淡体微胖，脉弦大无力。化验血常规：白细胞 4.8×10^9/L，红细胞 2.1×10^{12}/L，血红蛋白 45g/L，血沉 32mm/h。

诊断： 虚劳水肿（脾肾阳虚，气血失统），失血性贫血。

诊治： 温补气血，摄血利水。

方药：鹿茸（研冲）4g、生黄芪 30g、当归 12g、红参 10g、白术 15g、炙甘草 6g、茯神 15g、远志 15g、炒酸枣仁 15g、木香（后下）10g、龙眼肉 15g、荆芥穗炭 10g、姜炭 10g、大腹皮 10g、冬瓜皮 15g。水煎，日 1 剂，分 4 次空腹服，10 剂。复方肝浸膏片 5 片，日 3 次。

2012 年 3 月 26 日复诊：浮肿明显减，下肢水肿（+），动作较前有力，纳好，二便利，“发热”汗出近 5 天未发。经将至，上方加益母草 15g，再服 10 剂。

2012 年 4 月 7 日三诊：末次月经第 11 天，经期 5 天，血不多，浮肿（±）。双睑淡红，多劳仍感短气乏力。化验血常规：白细胞 5.4×10^9/L，红细胞 4.2×10^{12}/L，血红蛋白 100g/L，血沉 18mm/h。方药：鹿茸（研冲）4g、生黄芪 30g、当归 12g、生晒参 10g、白术 15g、炙甘草 6g、茯神 15g、远志 12g、炒酸枣仁 15g、木香（后下）10g、龙眼肉 15g、荆芥穗 10g、川大黄 5g、生姜皮 10g、大腹皮 10g。再服 10 剂。下次月经正常时可以停药。

2. 贾 X，女，31 岁，2012 年 3 月 3 日初诊。

主诉：厌食、头昏困倦两年。患者两年前因家庭变故，忧思气郁，不思饮食，渐发困倦，头昏心悸，少寐多梦，形体消瘦（两年前体重 57kg，今日体重 43.5kg），肌肤虚浮，下肢水肿（+），大便两三日一解，脘闷腹满，经如期至，血少色淡，面黄暗，睑淡红，“眼印”明显。舌淡红，苔薄微腻，脉弦细。化验血常规：白细胞 4.2×10^9/L，红细胞

2.0×10^{12}/L，红细胞平均体积 50/fl，红细胞平均血红蛋白浓度 200g/L，血红蛋白 50g/L。

诊断：虚劳（忧伤日久，肝郁脾虚），营养不良性贫血。

诊治：补气生血，疏肝解郁。

方药：当归补血汤合四磨饮加减。鹿茸（研冲）3g、生黄芪 30g、当归 10g、生晒参 6g、乌药 12g、木香 10g、槟榔 10g、川大黄 6g、白术 10g、柏子仁 15g、炒酸枣仁 15g、茯神 15g、栀子 12g、淡豆豉 15g。水煎，日 1 剂，分 3 次服，10 剂。力勃隆 5 片 / 次，日 3 次。嘱其一定注意合理营养。

2012 年 3 月 16 日复诊：近 5 天来饮食有味，脘腹不闷，饭量增加，大便日一解，睡眠较前安，头昏困倦减，上方继服 10 剂后化验血常规。

按

从《实用内科学》分类贫血是一组庞大的症状，病因复杂。病案所列是失血性贫血和营养不良性贫血。一定要弄清楚，贫血不等于中医的血虚，多数贫血的临床症状是气虚、阳虚，“当归补血东垣笺，黄芪一两归二钱”，以补气而生血的辨治古有明训。方药首选鹿茸当归补血汤。由失血引起的合归脾汤以生血摄血，出血多者必须加入止血之味；营养不良性贫血案例是由忧思气郁而致，合五磨饮补气开郁；但更多见的是中焦寒实伤阳者，鹿茸当归补血汤合厚朴七物汤、胃苓汤为多。重症贫血多有水肿，入五皮饮利水治标。经多年临床观察，各类贫血若能配合中药内服，疗程短，见效快，顽固性贫血尤宜中药治疗！笔者拟以鹿茸当归补血汤治疗贫血的主方！

癥瘕（血友病甲）

宋X，男，17岁，2008年5月11日初诊。

主诉： 右胯内、右膝正上方血肿3月。患者从7岁起稍有碰撞则发皮下出血，形成青肿瘀斑则久久不能消退。3月前因打篮球右腿碰后成血肿，至今不消。其舅舅患血友病，19岁时因腰部外伤致肾脏出血已病故。患者曾化验凝血系列，活化部分凝血活酶时间：Ⅷ、Ⅳ活性均低于30%。右腿僵痛，行走不便。纳正常，饮水少。大便偏干，两三日一解，尿黄。舌暗红，苔薄白不润。脉弦及尺。

诊断： 癥瘕（瘀热血结），血友病甲。

诊治： 活血祛瘀，凉血消肿。

方药： 桃仁承气汤加减。桃仁25g、炙甘草10g、大黄12g、赤芍15g、牡丹皮10g、麦冬60g、生地黄30g、玄参15g、白茅根15g、生侧柏15g、炒黄芩12g、干姜6g，鲜芦根250g煎汤代水，日1剂，空腹服，10剂。

2008年5月23日复诊： 服上药10剂，右下肢两处血肿变软，消减2/3。大便日解两三次。依上法：桃仁25g、大黄12g、赤芍15g、炙甘草12g、牡丹皮10g、麦冬60g、生地黄30g、玄参15g、白茅根15g、生侧柏15g、炒黄芩12g、茜草15g，鲜芦根250g煎汤代水，日1剂，10剂。

按

血友病甲为母系遗传性疾病。女儿是隔代遗传，选择性遗传给儿子。患者经常出血，随处可形成血肿。如何尽快地止血，消散血肿？西医确实没有什么好的办法，笔者经治几例，长期调治观察，选活血祛瘀、凉血止血法，止血消肿效果理想，已定为出血性病症的“抓主证”方，几例病案已收录于《中华效方汇海》。

消渴（尿崩症）

杜X，男，27岁，2004年4月13日初诊。

主诉：多尿、口渴6月。患者从2003年国庆节后忽发多尿、烦渴，继发倦困，未介意。1月前查尿常规：尿比重1.004，尿糖（-），血糖4.8mmol/L。肾功能试验均在正常范围。腰酸肢软，身热易汗，纳正常，大便不干，整日饮水而干渴不休，嘱患者收集24小时尿量3天，分别是6500ml、7100ml、6700ml。舌胖红少津，脉弦大。

诊断：消渴（肾虚不能气化，金水不得相生），垂体性尿崩症。

诊治：补益肾气，金水相生。

方药：肾气丸合玉液汤加减。生黄芪 18g、生晒参 12g、生地黄 25g、山药 15g、山萸肉 12g、牡丹皮 10g、茯苓 10g、泽泻 10g、肉桂 4g、制附子 5g、枸杞 25g、天冬 15g、知母 18g、五味子 10g、葛根 20g、天花粉 12g。水煎，日 1 剂，空腹服，10 剂。

2004 年 5 月 8 日复诊：服药 10 剂后，电话相告：干渴减，尿量少，因外地不便，嘱原方再服 10 剂，复诊时已服上方 20 剂。烦渴饮水减轻，尿量较前少，收集 24 小时尿量 3 天，分别是 3200ml、3500ml、3500ml，身热腰酸仍明显。守原法：生地黄 25g、山药 20g、山萸肉 12g、牡丹皮 10g、茯苓 10g、泽泻 10g、肉桂 5g、制附子 5g、生黄芪 18g、生晒参 12g、枸杞 25g、天冬 15g、知母 18g、五味子 10g、葛根 20g、天花粉 12g。水煎，日 1 剂，空腹服，10 剂。

2004 年 6 月 20 日三诊：口渴不明显，尿量基本正常，24 小时最多尿量 3000ml。化验尿常规示：尿比重 1.003，尿糖（－）。制丸继服：炙黄芪 90g、生晒参 60g、西洋参 60g、生地黄 120g、炒山药 100g、山萸肉 60g、牡丹皮 50g、茯苓 50g、泽泻 50g、肉桂 25g、制附子 30g、枸杞 120g、天冬 70g、知母 75g、五味子 50g、葛根 60g、天花粉 60g。研制蜜丸，9g/ 丸，每次 2 丸，日 3 次，空腹服。

按

尿崩症确诊后多用西药治疗控制病情。该患者单用中药临床治愈。

阳痿　早泄

1. 高X，29岁，2007年12月17日初诊。

主诉：阳痿半年。近2年来先有同房不力，阳不能坚，勃起困难，半年后阳痿不能性交。常有腰酸背困，劳则腰困痛更甚，精神好，二便正常，无明显寒热，易汗，动则甚，舌红微大，苔薄白。脉弦大。

诊断：阳痿（阴阳俱疲，阴精匮乏）。

诊治：温肾壮阳，滋肾填精。

方药：鹿茸（研冲）5g、狗脊15g、川续断15g、杜仲炭18g、仙茅20g、草节10g、生姜皮8g、茯苓15g、白术10g、桃仁10g、生地黄25g、山萸肉12g、山药12g、牡丹皮10g、泽泻10g、知母18g、炒黄柏15g、薄荷6g。水煎，日1剂，空腹服，15剂。

2007年12月30日复诊：上方服用5剂后，阳事能兴起、不坚，服用10剂后两三日能同房一次，每次超过5分钟，腰酸困减轻。制丸继服：好鹿茸30g、枸杞120g、狗脊70g、川续断70g、杜仲炭80g、仙茅100g、炙甘草30g、生姜皮 30g、茯苓 70g、生白术 50g、桃仁 50g、生地黄 120g、山萸肉 60g、炒山药 60g、牡丹皮 50g、泽泻 50g、知母 80g、炒黄柏 70g。制蜜丸，9g/ 丸，每服 2 丸，日 3 次，空腹服。

2. 高 X，男，26 岁，2008 年 5 月 13 日初诊。

主诉：阳事不能 17 月。自 2007 年初出现阳痿，至夜则梦遗，有“晨勃”但临房则软不能举，精神好，无他苦。由其兄介绍来诊。舌红，苔白不燥，脉弦大。

诊断：阳痿（阳阳俱疲，阴精匮乏）。

诊治：温肾壮阳，滋肾填精。

方药：鹿茸（研冲）5g、枸杞 25g、草节 10g、生姜皮 8g、茯神 15g、白术 10g、川续断 15g、狗脊 15g、生地黄 25g、山药 15g、山萸肉 18g、牡丹皮 10g、泽泻 10g、知母 18g、黄柏 15g、金樱子 15g、炒芡实 15g、煅龙牡各 15g、远志 15g。水煎，日 1 剂，日 3 次，空腹服，10 剂。

2008 年 5 月 27 日复诊：服药 10 剂，梦遗发生 1 次。能勉强同房，持续三四分钟即泄。方既效，遵法继服：鹿茸（研冲）5g、生地黄 25g、山药 15g、山萸肉 20g、牡丹皮 10g、茯神 15g、泽泻 10g、知母 18g、黄柏 15g、枸杞 25g、草节 10g、生姜皮 8g、白术 10g、川续断 15g、狗脊 15g、金樱子 15g、炒芡实 15g、旱莲草 15g、女贞子 12g、远志 15g。水煎，日 1 剂，10 剂。

3. 刘 X，男，28 岁，2000 年 1 月 27 日初诊。

主诉：阳事不力两年。近 8 月来阳痿不能同房。神困乏力，小便稍感费力，常有腰酸，多坐则腰困痛，神志不宁，心胸烦闷。舌暗红，舌下静脉瘀滞，脉弦大。

诊断：阳痿（肝肾阴虚，气血瘀滞）。

诊治：补肾填精，理气活血。

方药：枸杞子25g、菟丝子25g、覆盆子15g、车前子（包煎）10g、五味子6g、炒莲子15g、鹿茸（研冲）4g、红参10g、肉苁蓉15g、知母15g、黄柏15g、香附12g、桃仁12g、红花12g、砂仁8g。水煎，日1剂，空腹服，7剂。

2000年2月19日复诊：服上方7剂后，两三日可以同房一次，时间三四分钟，因患者条件限制，拟制丸服：枸杞子120g、菟丝子120g、五味子30g、覆盆子70g、车前子60g、炒莲子70g、好鹿茸50g、红参70g、肉苁蓉120g、知母70g、炒黄柏70g、香附60g、桃仁80g、红花80g、丹参100g、砂仁60g、蜈蚣50条、薄荷30g。研制成蜜丸，9g/丸，每服2丸，日3次，空腹服。

4. 李X，男，35岁，2008年5月14日初诊。

主诉：阳事不力3年，阳痿不能同房1年。神疲乏力，极易感冒，感冒发则胸闷，喜卧，眠不实，腰背酸困，怕凉喜暖。舌淡红，苔白，脉弦不实。

诊断：阳痿（肾阳虚夹感）。

诊治：滋补肾阳，通经祛寒。

方药：炙麻黄10g、细辛10g、制附子（先煎1小时）15g、枸杞25g、菟丝子25g、覆盆子15g、车前子（包煎）

12g、川续断 15g、狗脊 15g、杜仲炭 18g、炒黄柏 15g、知母 15g，好鹿茸 4g、蜈蚣 3 条（两味共研冲入）。水煎，日 1 剂，10 剂。

2008 年 5 月 28 日复诊：上药 10 剂后感冒愈，阳能兴，有晨勃，勉强同房一次约 3 分钟。方药：生黄芪 15g、炙麻黄 6g、细辛 6g、制附子（先煎 1 小时）18g、枸杞 25g、菟丝子 25g、覆盆子 15g、车前子（包煎）10g、五味子 6g、川续断 15g、狗脊 15g、杜仲炭 18g、炒黄柏 15g、知母 15g、好鹿茸 4g、蜈蚣 3 条（两味共研冲入）。水煎，日 1 剂，10 剂。

2008 年 6 月 25 日三诊：近 2 周没感冒，精神好，仍不能过劳，腰背酸困明显减，两三日能同房一次，同房时间超过 7 分钟。舌淡红，苔薄白，脉弦大。制丸缓图：炙黄芪 70g、白术 50g、防风 70g、藿香 60g、枸杞 120g、菟丝子 120g、覆盆子 70g、车前子 50g、五味子 30g、川续断 70g、狗脊 70g、杜仲炭 85g、炒黄柏 70g、知母 70g、好鹿茸 30g、炮甲珠 30g、蜈蚣 40 条。研制蜜丸，9g/ 丸，每服 2 丸，日 3 次，空腹服。

5. 郝 X，男，58 岁，2006 年 1 月 4 日初诊。

主诉：阳事不力 1 年。自去年以来阳事不力，同房后精液量极少，房事后第二天困倦，双腿酸楚，纳正常，嗜烟酒，平素喜凉怕热。舌暗红体大，苔白微腻，脉弦大。

诊断：阳痿（年过花甲，肾衰精少，生活不慎）。

诊治：填精补髓振元。嘱其生活收敛，洁身自好。

方药：生地黄120g、山萸肉60g、炒山药80g、牡丹皮40g、茯苓40g、泽泻65g、肉桂15g、制附子15g、海马4对、鹿角胶（炮珠）70g、紫河车2具、五味子30g、枸杞120g、菟丝子120g、覆盆子50g、车前子60g、枳椇子60g、蜈蚣30条、砂仁60g。研制蜜丸，9g/丸，每服2丸，日3次，空腹服。戒烟酒。

2006年5月16日：结伴登山告知：一料丸药未尽，房事正常，精力充沛，“咱还烟酒不忌”云云。

6. 高X，男，29岁，2006年2月24日初诊。

主诉：房事不力2年，阳痿不能同房半年余。腰胯弛困，稍劳则重，喜卧懒动，无明显寒热，二便正常。戒酒半年。舌暗红体大，苔微厚腻，脉弦双关滑。

诊断：阳痿（阳阳俱疲，命门火衰）。

诊治：调补阴阳，填精振阳。

方药：生地黄25g、山萸肉12g、山药12g、牡丹皮10g、茯苓15g、泽泻15g、枸杞25g、菟丝子25g、覆盆子15g、车前子12g、五味子6g、好鹿茸（研冲）5g、炒黄柏15g、知母18g、焦三仙各12g。水煎，日1剂，空腹服，10剂。

2006年3月4日复诊：服上方10剂，阳事能振，曾有两次同房，时间三四分钟许，上方继服10剂。

2006年3月19日三诊：近来精神好，很少疲乏。腰仍困，但较服药前明显减轻。两三日可以同房一次，每次可以超过7分钟。病程日久，制丸缓图：好鹿茸50g、生地黄

120g、山萸肉 60g、炒山药 60g、牡丹皮 50g、茯苓 70g、泽泻 70g、枸杞 120g、菟丝子 120g、覆盆子 60g、车前子 60g、五味子 30g、川续断 60g、狗脊 60g、炒黄柏 70g、知母 70g、砂仁 50g。研制蜜丸，9g/ 丸，每服 2 丸，日 2 次。

7. 李 X，男，35 岁，2007 年 12 月 29 日初诊。

主诉：梦遗、早泄 3 年。睡眠不实，近 3 年来频发梦遗、早泄，小便不利或发淋涩，两年来不能同房，一触则遗泄，工作繁忙时诸症更甚，烦躁身热而怕冷。口干咽燥。舌红，苔薄白不润，脉细弦数（87 次 / 分）。

诊断：早泄（思虑神劳，心肾不交）。

诊治：益气阴，清心火，交通心肾。

方药：清心莲子饮加减。石莲子 30g、生黄芪 15g、生晒参 10g、茯神 15g、炙甘草 10g、麦冬 15g、地骨皮 15g、黄芩 15g、车前子（包煎）10g、当归 12g、川贝母 12g、苦参 12g、川萆薢 15g、益智仁 15g、远志 15g。水煎，日 1 剂，空腹服，10 剂。

2008 年 1 月 18 日复诊：服药 10 剂，睡眠踏实，梦遗、滑精明显减少，晨勃频起，烦躁、咽干轻，早泄，脉弦细。上方加枸杞 25g 继服，须戒辛辣酒类，生活规律。

8. 王 X，男，25 岁，2007 年 12 月 30 日初诊。

主诉：早泄 3 年。阳事易兴早泄 3 年，近半年来每次同房一两分钟即泄，眠不实，多梦或梦遗，尿不畅，尿常黄赤，余无他苦。舌红，苔薄白不润，脉弦数（88 次 / 分）。

诊断：早泄（精血亏耗，阴虚火妄）。

诊治：补肾益精，滋阴降火。

方药：生地黄25g、山萸肉15g、山药12g、牡丹皮12g、茯神12g、泽泻10g、枸杞子25g、菟丝子20g、覆盆子15g、五味子10g、蛇床子12g、炒黄柏15g、知母15g、龙胆草15g、炒栀子15g、炒黄芩12g、莲须12g、煅龙牡各15g。水煎，日1剂，空腹服，10剂。戒辛味酒类。

2008年1月16日复诊：服上方10剂，近来四次同房能超过5分钟，睡眠较前踏实，梦遗未发。舌绛红，苔薄白少津，脉弦。方药：生地黄25g、山萸肉15g、山药12g、牡丹皮12g、茯神12g、泽泻10g、枸杞子25g、覆盆子15g、五味子10g、菟丝子20g、木通6g、炒黄柏15g、知母15g、龙胆草12g、炒栀子15g、莲须12g、煅龙牡各15g。水煎，日1剂，20剂。

按

阳痿即性功能障碍，从西医角度原因甚多，药证合拍者效果很好，亦有多方调治而不效的，尽量寻找病原，方能生效。古人云，食色，性也。太平盛世，衣食无忧，好多人纸醉金迷，沉溺于酒色，所以肾亏阳痿者甚多。此类阳痿，多是阴精亏虚损及肾阳者，笔者多以肾气丸（汤）、五子衍宗丸（汤）、甘姜苓术汤，重入好鹿茸、蜈蚣取效，有尿费力、尿不净者加桃仁、益母草活血利尿，虚而夹瘀者入海马更宜。方药重用鹿茸，常加蜈蚣或海马，是研究龟龄集处方而受启发。鹿茸用与不用，对阳痿的治疗效果相差很大，也有极个别的人服后出现身热面赤，咽喉干燥，尿黄灼热的，此类病人不宜服用。所以，鹿茸先入汤剂，无燥热不适时才能入丸剂中。

早泄、梦遗、滑精均由肾阴精亏，虚火扰动精室而发，主方为清心莲子饮加泻相火的知母、黄柏，固精关的煅龙牡、莲须、炒芡实。遗泄得愈，阳痿才能再振雄风，不治自愈。

骨痹（骨质疏松症）

赵X，女，54岁，1994年7月13日初诊。

主诉：周身困痛不休两年，背部、腰胯为甚，上坡、登楼困难，不能随意活动，身热怕凉，常有头眩头痛，双腿酸软，肌肉明显松弛。舌淡红，苔薄白，脉弦大。X线拍片示：四肢、脊柱、骨盆骨质疏松，腰椎2、3、4双面轻度凹陷。

诊断：骨痹（肾虚受风），骨质疏松症。

诊治：补肾填精，振阳祛风。

方药：地黄饮子加味。生地黄25g、山萸肉12g、茯苓

12g、麦冬 15g、五味子 6g、肉苁蓉 15g、石斛 15g、巴戟天 15g、桂枝 10g、制附子 6g、菖蒲 12g、远志 12g、白芍 12g、草节 12g、川续断 15g、桑寄生 15g、秦艽 12g、地龙 10g、䗪虫 6g、薄荷 10g、大枣 7 枚。水煎，日 1 剂，空腹服，10 剂。维生素 D_3 注射液 3000 万单位，2 周一次，肌注。多种钙片日 2 片，口服。

1994 年 8 月 7 日复诊：上方 10 剂，周身骨痛有减，行走活动较前方便，上方继服 20 剂。

1994 年 8 月 30 日复诊：共服 30 剂中药，周身疼痛基本消失，行走方便，可自由上下楼梯，精神明显好，头眩消失。骨痹、肾痹乃顽疾，制丸继服：生地黄 100g、山萸肉 50g、茯苓 50g、麦冬 60g、五味子 25g、肉苁蓉 60g、石斛 60g、巴戟天 60g、桂枝 40g、肉桂 40g、制附子 40g、菖蒲 50g、远志 50g、炒白芍 50g、炙甘草 50g、川续断 60g、桑寄生 60g、秦艽 60g、地龙 60g、土鳖虫 60g、羌活 60g、薄荷 20g、龙眼肉 60g，制蜜丸，9g/ 丸，每服 2 丸，日 3 次，空腹服。

按

随着人口老龄化，骨质疏松症越来越多，中年人也有，但是少见。骨质疏松症引起的原因很多，究其本质，肾虚受风为主因，所以调补肝肾、息风通络为治疗大法。笔者临床选地黄饮子为主方，先汤后丸，配合纠正血钙的西药，疗效肯定，但是单用西药则不效。临床辨证须与风湿病相鉴别，肾虚受风以调补肝肾为主，风寒湿痹则以祛邪为要，论治不可不明！

痛痹（颈椎病） 着痹（腰椎病） 周痹（骨性关节炎）

1. 刘 X，男，48 岁，2013 年 3 月 13 日初诊。

主诉：晨起忽发右手臂窜麻疼痛不能活动。伴颈项及右肩僵痛，稍有怕凉，余无他苦，舌正红不燥，脉弦不实。X 线、CT 片示：钩椎关节及颈椎 3 、4 、5 边缘增生，有骨赘形成。颈椎病。

诊断：痹证（肾虚受风）。

诊治：壮肾祛风，活血通络。

方药：自拟颈腰舒通汤加减。白芍 20g、炒杜仲 18g、狗脊 15g、生晒参 6g、木瓜 15g、防己 15g、桑枝 15g、威灵仙 15g、鸡血藤 15g、天麻 12g、僵蚕 10g、桂枝 12g、葛根 12g、羌活 12g。水煎，日 1 剂，分 3 次饭后 1 小时服，3 剂。

2013 年 3 月 17 日复诊：服上方第二天，颈肩上肢疼痛缓解，从昨天下午疼痛已不明显。上方继服 10 剂。并嘱咐患者颈部枕小枕头平卧，每天坚持 1 小时以上，一般不会复发。

2. 李X，男，51岁，2014年3月12日初诊。

主诉：左手时有麻木，左肩及臂困痛，部位不定，左上肢活动自如，颈项不适，但困痛不明显。CT颈椎片示：颈椎病。颈椎3、4、5增生。舌淡红，苔薄白，脉缓（62次/分）。

诊断：痛痹（肾虚受寒）。

诊治：补肾祛风，通络止痛。

方药：自拟颈腰舒通汤加减。白芍25g、桑枝20g、木瓜15g、防己15g、威灵仙15g、杜仲炭15g、狗脊15g、鸡血藤20g、天麻10g、生晒参6g、僵蚕10g、桂枝10g、羌活15g、葛根15g，水煎，日1剂，分4次服，5剂。

2014年3月18日复诊：服药第三天肢麻、肢痛消失，至今未发作。遵上方5剂，减为两日1剂以巩固。嘱咐患者颈部枕小枕头平卧，每天坚持1小时以上，麻困不会再发。

3. 高X，男，53岁，2013年3月17日初诊。

主诉：腰困僵直3年。昨天连打几个喷嚏后，忽然腰胯弛痛，左侧为甚，并及左下肢掣痛不能行走。素易疲劳，纳好，二便正常，腰部压痛、触痛不明显。舌淡红，苔薄白，脉弦大。X线、CT片示：胸椎、腰椎增生，腰椎3、4、5明显唇样增生。

诊断：着痹（寒湿伤肾），腰椎骨质增生。

诊治：补肾祛寒，活血通络。

方药：自拟颈腰舒通汤加减。白芍20g、炒杜仲18g、狗脊15g、川续断15g、木瓜15g、防己15g、桑枝15g、威灵仙15g、鸡血藤15g、天麻12g、僵蚕12g、桂枝12g、生晒参5g、草节10g、炙麻黄10g、杏仁15g、白术12g。水煎，日1剂，分3次空腹服，7剂。

2013年3月28日复诊：服药7剂，胯、腿困痛基本消失。遵上法：白芍20g、桑枝15g、炒杜仲18g、狗脊15g、川续断15g、木瓜15g、防己15g、威灵仙15g、天麻10g、鸡血藤20g、僵蚕10g、桂枝12g、生晒参6g、草节10g、炙麻黄10g、杏仁15g、白术12g、茜草12g。坚持服20剂以上防止复发。

4. 刘X，女，53岁，2013年4月7日初诊。

主诉：四肢关节僵困疼痛两年。两年来肩背及腰僵困疼痛，四肢关节僵困疼痛，晨起重，活动后减轻，稍有劳作，疼痛又增！昨日变天，双肘、右中指食指、左膝关节疼痛剧烈，行动明显受限。舌淡红苔薄白，脉弦双尺无力。做骨密度示：脊柱关节退行性变，多数关节边缘有骨赘形成。

诊断：周痹（肾虚受风），骨关节炎。

诊治：壮肾祛寒，活血通经。

方药：自拟颈腰舒通汤合麻黄加术汤加减。白芍25g、狗脊15g、川续断15g、杜仲炭15g、生晒参6g、木瓜15g、防己15g、桑枝15g、威灵仙15g、鸡血藤20g、天麻10g、僵蚕10g、桂枝12g、䗪虫6g、草节10g、炙麻黄10g、杏仁15g、白术12g。水煎，日1剂，空腹服，10剂。

按

骨质增生为骨骼退化性疾病，责之于肾无疑！方药自拟颈腰舒通汤得之民间，经多年观察筛选，厘定处方，凡骨质退化性增生首选，根据部位稍予加减，无问寒热，绝大多数患者见效很快，先汤后丸，疗程宜长，疼痛消失后不易复发，但已经增生的骨骼不能消退。医生、患者千万不要迷信现在骨科医院片面宣扬，非要换个假关节不可。

雷头风（三叉神经痛）

1. 刘X，女，41岁，2003年3月7日初诊。

主诉：阵发性右面部及上牙剧痛3天。患者从去年以来发生右牙及面部抽搐性或闪电样剧痛，移时即止，常无明显诱因随即又发，痛止则如常人，时隔三五日、一两月，无规律。近两月来发作频繁，一日数次至数十次不等，擤鼻、洗脸则发，因此数日不敢洗脸。右迎香穴一触即发。先后多次就诊于牙科，做头部CT、脑电图、脑超，未见异常，化验血糖4.3mol/ L 。眠不实或失眠，情绪不安，纳正常，咽干，二便正常。月经正常。舌质红，苔薄白，脉弦。

诊断：雷头风（郁火内结，风热上攻），三叉神经痛（上颌支）。

诊治：宣泄郁火，祛风止痛。

方药：自拟散偏汤加减。羌活 12g、防风 15g、杭菊 20g、川芎 30g、白芍 20g、草节 12g、白芷 15g、天麻 12g、栀子 12g、黄芩 12g、黄连 10g、蔓荆子 12g、制乳没（包煎）各 12g、焦三仙各 15g，全蝎 5g、蜈蚣 3 条（两味共研冲服）。水煎，日 1 剂，频服，3 剂。

2003 年 3 月 12 日复诊：服药第二天痛止，至今未发。偶然巧合还是药力之功？为防再发，上方继服 5 剂。

2009 年 2 月 17 日随访：自服以上中药 8 剂后，三叉神经痛再未发作。

2. 车 X，男，57 岁，2016 年 1 月 4 日初诊。

主诉：阵发性右侧头面部剧痛 6 年。6 年前因昼夜劳作忽发右侧头面剧烈疼痛，数次诊为牙痛，服中西药不效，牙科将右上齿三次拔除四颗，疼痛仍不能缓解。无奈去山西某医院口腔科、神经内科，均诊为三叉神经痛（上颌支）。予以对症治疗，缓解 4 月后再次加剧，咀嚼动作则剧痛无可名状，致不敢进食。无奈只好将奶酪、米汤、肉汤从缺齿处用吸管吸食。情绪郁闷，整日不语，喜欢凉快，大便两三日一解，不干。尿黄不畅。睡眠尚可，但常因不在意的咀嚼动作而疼痛剧发而不能安静。舌质红，舌下静脉瘀滞。脉弦双寸有力（84 次 / 分）。已准备外出做三叉神经阻断术。慕名而来试一试笔者的“手艺”。

诊断：雷头风（郁火内伏，风热上攻），三叉神经痛。

诊治：宣泄郁火，祛风止痛。

方药：自拟散偏汤加减。羌活 15g、防风 18g、杭菊 25g、川芎 45g、白芍 20g、白芷 15g、黄芩 12g、黄连 10g、栀子 15g、制乳没（包煎）各 15g、蔓荆子 15g、天麻 12g、焦三仙各 15g、草节 12g、白芥子 12g，全蝎 4g、蜈蚣 3 条（两味共研冲服）。水煎，日 1 剂，分 6 次服，5 剂。

2016 年 1 月 10 日复诊：服药 1 天后疼痛似有减轻，到第二天患者止痛心急，自作主张 1 日内服药 1 剂半或 2 剂，复诊时已服完 10 剂。雷头风已止 8/10，大笑生气时仍有发作，但其痛能忍。守法继服：羌活 15g、防风 18g、杭菊 20g、川芎 45g、白芍 20g、白芷 15g、黄芩 12g、黄连 10g、栀子 12g、蔓荆子 15g、天麻 12g、制乳没各 15g、焦三仙各 15g、白芥子 12g、草节 12g，全蝎、蜈蚣各 3g（两味共研冲服），再服 10 剂，日 1 剂。疼痛全止后制散继服 3 月以上。顽痛沉疴，疗程须长，方可久安。

按

三叉神经痛，属中医雷头风范畴。早年行医，书载方药效果不甚理想，1987年秋天巡回医疗到成家庄医院，一位患者持方予我，告曰：自己患三叉神经痛，当地盲人大夫薛林生先生方药，服3剂两年未发，近日头痛又发生数次，服该方3剂又愈。随即笔记收藏，整理后施以临证。通过临床观察，加栀子、止痉散，厘定为治疗三叉神经痛、偏头痛的“抓主证”方。临床应用多年，绝大多数患者疗效理想，免了手术之苦。此方对偏头痛、血管性头痛治疗效果更好。这就是有心处处做学问，也为这位盲人医生铭记为念。

㖞僻　面瘫（面神经麻痹）

1. 李X，男，52岁，2011年5月13日初诊。

主诉：晨起洗漱忽然发现右眼不能闭，漱口流水。自觉口腔右侧食物停留，咀嚼清利困难，味觉正常，右耳特别怕响声。检查：右面肌软瘫，右侧额纹消失，用力皱眉时更明显。右眼裂扩大，上下睑松弛不能完全闭合，时有泪液淌出，鼻唇沟平坦，口角下垂，鼓腮右口角漏气，面口明显㖞向左侧，稍不留神则流口水。四肢活动正常，乳突、腮腺区无肿疼。体温36.3℃，血压130/82mmHg。伸舌自如端直，舌淡红，苔薄白，脉弦不实。

诊断：㖞僻（血虚风袭，闭阻经络），右面神经炎。

诊治：养血活血，祛风通络。

方药：牵正桃红四物汤加减。生地黄15g、赤芍12g、当归15g、川芎12g、桃仁15g、红花12g、白附子12g、僵蚕10g、全蝎6g、羌活15g、防己15g、防风15g、荆芥8g、桑枝 20g、鸡血藤 20g、天麻 10g。水煎，日 1 剂，分 4 次服，7 剂。柴胡注射液 10ml，日 2 次，肌注 5 天。氧氟沙星滴眼液滴眼。

2011 年 5 月 20 日复诊：服上方第二天症状似有加重，服药至第六天右额纹稍显能动，稍能闭眼，精神注意则不流涎漏水，很少有口腔内食物停留。开始恢复，上方加蜈蚣 3 条研冲，10 剂。牵正膏贴患侧牵正穴，膏药下及周围明显红赤，起大水疱后即去膏药，10 日 1 次，共两次。

2011 年 5 月 31 日三诊：共服中药 17 剂，双耳听力一致。双侧额纹基本对称，较前 1 周有力，双睑正常闭合，无差异，鼻唇沟显现，用力鼓气基本正常，临床治愈。

2. 张 X，女，49 岁，2011 年 5 月 12 日初诊。

主诉：右面部不适无力，饮食漏水 3 天。3 天前晨起觉右眼不力，右面部不适，饮水、吃饭漏水，昨天又增咀饭不便，右口腔内时有食物停留，淌泪，流口水，舌右半侧发木无味。停经半年。头不昏，四肢活动自如，查体：右侧额纹低平消失，用力皱眉则更显。右面肌不能运动，右眼裂扩大，右睑上下无力，闭合困难，时有眼泪淌出。鼻唇沟平坦，口角下垂，鼓腮漏气，面口明显㖞向左侧，精神放松则流口水。乳突触痛（–），腮腺区不肿不疼。体温 36.3℃，血压 136/86mmHg，化验空腹血糖 4.8mmol/L。伸舌端正自如，舌暗红，脉弦不实。

诊断：㖞僻（血虚风袭，闭阻经络），右面神经炎。

诊治：养血活血，祛风通络。

方药：牵正桃红四物汤加减。生地黄15g、赤芍12g、当归15g、川芎12g、桃仁15g、红花12g、白附子12g、僵蚕10g、全蝎6g、羌活15g、防己15g、防风15g、荆芥10g、桑枝18g、鸡血藤20g、天麻12g。水煎，日1剂，分4次服，5剂。柴胡注射液10ml，日2次，肌注7天。的确当滴眼液滴眼，暂戴眼镜护眼。

2011年5月19日复诊：上方第4剂后眼睑额纹似可自主活动，但是费力，望诊：额纹无活动。于初诊加蜈蚣3条研冲，增强恢复之力，7剂。

2011年6月2日三诊：二诊方又服12剂，自觉病愈，查体：额纹对称，用力稍有差别。双睑灵活无异常，鼻唇沟端正，鼓腮用力、鼻唇对线稍㖞向左。临床治愈。

3. 赵X，男，45岁，2012年4月3日初诊。

主诉：左耳后疼痛发热3天，今晨起洗脸发觉左眼不能闭，漱口漏水。左口腔内食物滞留不易清理，左耳后灼痛减轻但怕响声，味觉无明显异常。大便常干，尿黄。查体：体温36.4℃，血压126/76mmHg。左额纹消失，抬眉皱额更明显，左眼裂扩大，上下睑松弛睁合困难，面肌瘫痪表情消失，鼻唇沟变平，鼓腮漏气，面口㖞向右侧，鼓气用力时更显，伸舌端正自如。舌红尖赤，苔薄黄，脉浮数（94次/分）。腮腺区不肿，左乳突处红肿不明显，触痛（++）。化验血常规：白细胞10×10^9/L，中性粒细胞86%，淋巴细胞30%，红细

胞 5×10^{12}/L，血红蛋白 150g/L。空腹血糖：4.5mmol/L。CT 头部平扫未见异常。

诊断：喎僻（血虚受风，热郁经络），左面神经炎。

诊治：养血通络，清热散风。

方药：牵正桃红四物汤加减。柴胡 20g、忍冬藤 20g、红藤 20g、生地黄 15g、赤芍 12g、当归 15g、川芎 10g、桃仁 12g、红花 12g、白附子 6g、全蝎 6g、僵蚕 12g、蝉蜕 6g、桑枝 15g、鸡血藤 15g、天麻 10g、羌活 12g、防风 15g。水煎，日 1 剂，分 3 次服，5 剂。柴胡注时液 10ml、注射用氨曲南 100mg，日 2 次，肌注，共 7 天。氧氟沙星滴眼液滴眼，暂戴眼镜护眼。

2012 年 4 月 14 日复诊：用上方案第三天，左乳突疼痛消失，第五天眼、面、口部稍有自主运动的感觉，现在能勉强闭嘴不流口水。从今天开始单服中药：生地黄 15g、白芍 12g、当归 15g、川芎 12g、忍冬藤 20g、红藤 20g、白附子 6g、僵蚕 10g、全蝎 6g、桃仁 12g、红花 12g、桑枝 15g、鸡血藤 20g、天麻 10g、羌活 15g、防己 15g、蜈蚣 3 条（研冲），10 剂。

4. 杜 X，男，34 岁，2014 年 4 月 17 日初诊。

主诉：左面神经麻痹 38 天。38 天前先有左耳后酸痛，2 天后发现面瘫，诊为左面神经麻痹，首用针刺 2 周，外贴牵正膏药，继服中药 20 剂仍未愈。查体：左额纹消失，用力睁眼可以显现额纹。左眼勉强能动但不能闭合，左面肌微有自主运动，鼻唇沟平坦，口角仍有下垂，鼓腮明显漏气，面口㖞向右侧，用力闭嘴或发笑时更㖞向右。腮腺区不肿不疼。乳突压痛（–）。舌伸缩自如端正，舌左侧味觉缺失，左口腔内滞留少量食物。舌质暗红，舌尖赤，脉弦。曾做CT头部平扫、经颅多普勒超声、脑电图，均在正常范围。化验空腹血糖4.8mmol/L，血常规均在正常范围。

诊断：㖞僻（风中经络，气血瘀阻）。

诊治：益气活血，祛风通络。

方药：透脓散合牵正桃红四物汤加减。生黄芪20g、炮甲珠（研冲）4g、当归15g、川芎12g、皂角刺12g、生地黄15g、赤芍12g、桃仁15g、红花12g、䗪虫6g、地龙6g、鸡血藤15g、桑枝15g、天麻10g、荆芥10g、防风12g、防己12g、白附子12g、僵蚕10g，全蝎6g、蜈蚣（两味研冲）3条。水煎，日1剂，分4次服。牵正膏贴左牵正穴。

2014年4月26日复诊：上方服7剂后，左额纹显现能动，左眼能闭合，用力鼓气仍漏气，左舌有味觉但仍有发木感，不存留食物。面神经炎的治疗关键是正确及时。时旷过月已成难治型。处方合透脓散加搜风通络之味方可见效，原方继服20剂。

按

面神经炎是临床常见病，通过多年来大量病例的临床观察，确定《中医内科新论》牵正桃红四物汤为本病的“抓主证”方。其一，在具体施治中首先要做到及时正确的治疗，这是保证疗效的关键。其二，重症患者初起即患侧全瘫，患侧味觉消失或听觉异常者，应配合醋酸泼尼松每天早上30mg，服用5~7天，很快消除乳突周围水肿，利于神经恢复，不必拘泥于单纯中药，患者至上，以疗效为宗旨。其三，依西医内科相关书籍记载，本病病因多由受凉风吹引起，没有确切的病因。笔者在临床上遇到，每年都有一部分病人先有明显的乳突周围疼痛，或有发热，而后出现面神经麻痹，同时化验白细胞多有升高，于方中加入忍冬藤、红藤清热解毒，祛风通络，同时选用青霉素类抗生素1周，消除乳突肿疼，解除面神经受压，能够明显地提高疗效。在临床上乳突炎引起面神经麻痹的患者亦不少见，不全是单纯的着凉受风病因。其四，失治或治疗不当者亦为临床上常见，这些“高病程”患者，笔者加入透脓散及搜风通络药争取疗效。其五，发病两周内适当休息，避免风寒侵袭，忌吃鸡产品和驴肉为宜，炎症引起的忌食辛辣食物。

这里需要讨论的是针灸对面神经炎的治疗问题，通过笔者早年针灸治疗经验和文献资料报道，发病早期如果施用针刺或用重手法行针，容易刺伤一部分神经纤维而不能恢复，极可能留下“假面具”现象。所以我们在后来的治疗中，发病进展期禁用针刺！到恢复期多用“牵正膏”贴敷患侧牵正穴 10 日一次。如果选用针刺就选梅花针叩刺，现在的梅花针种类齐全，轻重手法均可施用。非要用长针亦选轻刺法以免损伤神经，留下“假面具”样后遗症。

眩晕（内耳眩晕）

1. 高 X，男，45 岁，2012 年 5 月 13 日初诊。

主诉：晨起忽发眩晕、呕吐持续两天不减。从 1999 年春第一次发生眩仆后，每隔三五月即发作一次，轻则眩晕不敢睁眼晃动，重则呕吐不休。右耳于 1998 年冬开始常有耳闷耳鸣，发病前更甚，眩晕停止后耳鸣减轻，听力逐渐下降，听力测试报告“感音性耳聋”，甘油试验（+）。来诊时须人扶持，自己不能独立行走。今晨起已 5 小时未吐。无明显寒热，易汗。二便正常。面黄明润，舌胖色淡，中后部厚苔夹褐。脉弦滑。

诊断：眩晕（脾湿痰生，上扰清窍），梅尼埃病。

诊治：理气豁痰开窍。

方药：泽泻汤合清脾饮加减。泽泻 30g、白术 12g、天麻 15g、青皮 15g、草果 10g、厚朴 15g、槟榔 6g、苍术 12g、柴胡 15g、茯神 15g、半夏 20g、黄芩 12g、知母 15g、炙甘草 2g、生姜皮 6g。水煎，日 1 剂，频服，7 剂。

2012 年 5 月 24 日复诊：诊后第 2 天眩仆自止，近两日耳鸣明显减，听力无变化，为求长效减少复发，坚持制散服3月以上：泽泻180g、白术75g、天麻90g、苍术75g、青皮70g、草果60g、炒厚朴75g、柴胡75g、茯神90g、制半夏90g、炒黄芩60g、炒槟榔30g、白芍40g、知母75g、炙甘草20g。共研极细末，每服5g，日4次。

2012年7月27日三诊：近两月眩晕未发作，耳鸣很少，听力似有恢复。依上方坚持服药半年以上，以图根治。

2. 董X，女，2012年7月13日初诊。

主诉：午休起忽发眩晕，呕恶，眼颤不敢睁眼。两年来常发眩仆，历时几小时至两天自愈，眩止则如常，经前易发。1年来明显耳鸣重听，曾做头部CT、核磁共振、脑血流图均属正常范围。甘油试验（+），听力测试为“感音性耳聋”。常有口干、口苦，睡觉不实易醒，大便干燥。舌红尖赤，苔薄白，脉弦。

诊断：眩晕（少阳热郁，水饮停留），梅尼埃病。

诊治：和解少阳，利水除饮。

方药：泽泻汤合小柴胡汤加减。泽泻30g、白术12g、天麻12g、柴胡25g、生晒参10g、制半夏15g、炙甘草6g、黄芩15g、生地黄15g、生姜皮6g、川大黄6g、柏子仁20g、龙眼肉20g。水煎，日1剂，频服。7剂。

3. 刘X，女，37岁，2012年7月16日。

主诉：清晨忽发眩晕3小时。时发眩仆15天，今晨起又发作，头稍摆动即天旋地转，伴发呕吐，近半月来已是第三次发作。常有耳闷重听，右耳明显。曾做头颅核磁共振未见异常，化验血生化均在正常范围。听力测试：右耳听力轻度下降。时有身热，但体温正常，易汗。常有头部不清醒感，自己感觉“听力正常”。咽干喜饮，纳正常，眠不实，大便一两日一解，尿常黄不适。月经或迟或早，经期5天左右。舌暗红少津，脉弦（73次/分）。

诊断：眩晕（少阳热郁，水气上泛），梅尼埃病。

诊治：和解少阳，利水除饮。

方药：柴胡25g、生晒参10g、半夏20g、黄芩15g、炙甘草10g、泽泻35g、白术15g、天麻10g、藿香12g、大青叶12g、生姜皮10g。水煎，日1剂，频服。眩仆减，呕吐停后坚持再服10剂以上巩固。

2012年8月27日复诊：患者常住北京，今日回老家就诊。上方共服18剂后停药，最后5剂是2日1剂。眩晕再没犯。

按

梅尼埃病症状好转，自己消减，都是临床上容易的事。关键是预防复发，远期疗效的方案要确当，做到不复发、少发作。笔者多年临床观察，最常见痰浊壅闭型和少阳热郁型，主方泽泻汤合清脾饮或小柴胡汤，先汤后散，能坚持服药3月以上者，远期疗效都很满意。

腰腿疼（腰椎间盘膨出）

1. 李X，男，27岁，2010年7月17日初诊。

主诉：右腰臀部及大腿后、右小腿至外踝剧痛忽发第三天。常有腰部酸困，多坐、弯腰则重，第一次发生胯腿剧疼，腰椎CT片示：腰弯曲，腰椎4、5椎间盘轻度膨出。舌淡红，苔薄润，脉滑。

诊断：腰腿疼（肾着，寒湿伤肾）。

诊治：温脾肾，祛寒湿，通经止痛。

方药：甘姜苓术汤加减。鹿茸（研冲）4g、草节10g、生姜皮10g、茯苓15g、白术12g、川续断15g、狗脊15g、茜草12g、羌活15g、葛根15g。水煎，日1剂，空腹服，3剂。

2010年7月21日复诊：服上方3天后，腰胯困痛减2/3，上方不变，嘱其服20剂以图长效。同时嘱咐平卧硬床，腰后加枕头每天1小时以上。长期坚持可以真正痊愈。

2. 刘X，男，31岁，2011年7月3日初诊。

主诉：右臀及大腿后至外踝时有窜痛1周。常有腰困，近1周来从右臀下时发疼痛，转侧更甚，怕凉，如受冷则疼痛更加，右侧委中穴、环跳外上方触痛（++）。腰椎CT示：3、4、5椎间盘膨出。舌淡红，苔薄白。脉滑。

诊断：腰腿疼（肾着，寒湿伤肾）。

诊治：温脾肾，祛寒湿，通经止痛。

方药：甘姜苓术汤加减。鹿茸（研冲）4g、红蚁 15g、草节 10g、生姜皮 10g、茯苓 15g、白术 12g、川续断 15g、狗脊 15g、茜草 10g、羌活 15g、葛根 12g。水煎，日 1 剂，空腹服，5 剂。医嘱：坚持常睡硬床，腰后垫枕头，每天平卧 1 小时以上。

2011 年 7 月 10 日复诊：腰、臀及下肢困痛已不明显，上方继服 10 剂。

3. 杜 X，男，29 岁，2017 年 7 月 11 日初诊。

主诉：晨起忽然腰困不能翻身转侧 6 小时。患者半年来常常腰困酸楚，久蹲起立时困难，两次 CT 腰椎片示：3、4、5 椎间盘膨出。先用按摩牵引，继服中药 2 月未减，昨天因加班电焊，今晨起床忽发困痛，不能转侧，左腰为甚，及臀部、整个左下肢麻困，平时体健，常饮酒，无明显寒热，易出汗，大小便（－）。左环跳穴外上方压痛（++），左委中穴压痛（++）。舌红胖少有齿痕，苔薄白润，脉弦滑。

诊断：腰腿疼（肾着，寒湿伤肾）。

诊治：温脾肾，祛寒湿，通经止痛。

方药：甘姜苓术汤加减。鹿茸（研冲）4g、炙甘草 10g、生姜皮 10g、茯苓 15g、白术 12g、川续断 15g、狗脊 15g、羌活 15g、独活 12g、葛根 15g、茜草 12g、白芍 12g。水煎，日 2 剂，分 6 次服，8 剂。

2017年7月23日复诊：患者自己来门诊，行动方便。服药第二天后腰部剧困消失，从第三天中药减为每日1剂，今日复诊，腰部微有酸困，“要比平时舒服得多”。胯臀及左下肢不困。原方继续服10剂。嘱戒酒和冷饮。不睡软床，腰部每晚平卧垫枕头，由低逐渐增高，每晚坚持1小时以上，防止复发。

按

腰椎间盘膨出、突出程度不同，治疗方案是相同的。疗程长短有别，但只要耐心纠正坐姿，长期不睡软床，腰部垫枕头，一般服以上处方10剂以上，疼痛会很快消失，坚持20剂以上者极少复发！笔者多年来已将本方定为“抓主证”方，治腰椎间盘膨出、腰肌劳损，疗效卓著。方从《金匮要略》甘姜苓术汤悟出而加味，剂量比例不要改变！近来读倪海厦先生用麻黄加术汤治疗腰椎病的论述，又给我们研治腰椎病多了一大法则。归纳总结治腰三法：第一，无明显受寒外伤的，方用甘姜苓术汤加减。第二，有感寒风冷可辨者，甘姜苓术汤合麻黄加术汤加减。第三，有挫伤、扭伤致腰困复发或加重者，甘姜苓术合复元活血汤加减。请学者牢记。

4. 王X，女，52岁，2015年11月7日初诊。

主诉：素有腰困胯疼，两次CT均诊为腰椎骨质增生，腰椎3、4、5椎间盘膨出。昨天搬东西时用力不当，忽然至腰困如折，前后左右转动不得，气闭气沉，行走困难，由两人扶持来门诊求治，从家里到门诊不足1千米，就诊时汗出淋漓。急性痛苦面容，纳可，大便偏干。舌暗红，舌下静脉瘀滞，脉弦。

诊断：腰腿疼伴急性扭伤（脾肾阳虚，气血挫伤）。

诊治：活血行瘀，温肾祛寒。

方药：复元活血汤合甘姜苓术汤加减。柴胡15g、当归12g、炮甲珠（研冲）5g、大黄30g、天花粉12g、桃仁15g、红花12g、草节10g、生姜皮10g、茯神15g、白术12g、川续断15g、狗脊15g。水煎，日1剂，每次煎药半小时以上，饭后2小时服。5剂。

2015年11月13日复诊：服药3剂后疼痛减2/3，大便利，日解两次，今日来门诊，能方便行走。调治平时的腰椎病：温脾肾，祛寒湿，通经止痛。方药：鹿茸（研冲）3g、红蚁12g、炙甘草10g、生姜皮10g、茯苓15g、白术12g、川续断15g、狗脊15g、羌活15g、葛根15g、茜草12g、桃仁15g、红花12g。水煎，日1剂，10剂。嘱每晚平卧，腰部垫枕头由低增高，坚持1小时以上。

按

复元活血汤在《医学发明》中用于跌打损伤、瘀血阻滞证。笔者于临床上凡见突然扭伤，闪腰岔气，特别是急性腰扭伤，痛不可忍，复元活血汤合甘姜苓术汤止疼最快，真可谓效如桴鼓！该方必须强调煎煮时间，保证半小时以上，这样，不论平时大便干稀，绝大多数病人服药后止痛很快，很少有腹泻现象。方中大黄最少30g。煎熬时间较长，取其活血破瘀、行气止痛的功效。

筋痿（脊髓空洞症）

刘X，女，42岁，2012年2月21日初诊。

主诉： 病起4年前，四肢软弱无力，左侧为甚，行走费力。手足痛觉、温觉迟钝，四肢肌肉瘦削，萎缩无弹性，左侧为甚。手足发绀，末梢明显，触诊手足冰冷。纳差，大便一两日一解，不干。尿或不禁，腰背酸困，舌淡红苔薄腻，脉细双关滑。曾做CT、核磁共振均诊为“延髓、脊髓空洞症”。

诊断： 筋痿（元气虚衰，风痰上扰）。

诊治： 滋补阴阳，化痰息风。

方药： 地黄饮子加减。好鹿茸（研冲）4g、生地黄20g、麦冬18g、五味子8g、石斛15g、肉苁蓉15g、巴戟天15g、山萸肉12g、茯神12g、菖蒲12g、远志12g、肉桂5g、制附子5g、白蔻仁6g、砂仁6g、生姜皮5g、薄荷5g、大枣7枚。水煎，日1剂，空腹服，10剂。

2012年3月7日复诊： 服上药10剂，四肢力气稍加，行走较前有力，自觉肌肉有力能用上劲，饮食有加，脘腹闷胀未发。遵法再服 20 剂。

2012 年 4 月 3 日三诊：行走步稳，再未摔跌，检查四肢肌肉张力有加，病为顽疾，方既效。制丸方药：好鹿茸 50g、龟甲 120g、生地黄 120g、麦冬 90g、五味子 35g、石斛 90g、肉苁蓉 100g、巴戟天 90g、山萸肉 75g、茯神 75g、菖蒲 70g、远志 70g、肉桂 20g、制附子 20g、生姜皮 20g、砂仁 40g、白蔻仁 40g、薄荷 20g、龙眼肉 50g。研制蜜丸，9g/ 丸，每服 2 丸，日 3 次，空腹服，疗程以年计。

按

脊髓空洞症病及延髓，西医只能有选择性地进行改善性手术，为中西医之棘手顽症。笔者依印会河老师经验，选地黄饮子治疗数例，并将多年跟踪随访的有效病例选录，供读者参考。

癫痫

1. 赵 X，男，9 岁，1994 年 3 月 13 日初诊。

代诉：癫痫发作 10 分钟后。患儿就诊前 10 分钟忽然跌倒，周身抽搐，伴发鸣叫，口吐涎沫，神志不清，面色苍白后转面青，呼吸不匀，持续 14 分钟后昏迷、昏睡约 5 分钟清醒，发现尿裤。来诊时觉“熬人”乏力，神志清楚如常，即刻做脑电图示：节律紊乱，棘波、棘—慢复合波。休息 80 分钟后又做脑电图示：大致正常范围脑电图。追忆病史，于 7 岁开始每年发作 3~5 次不等，持续时间 5 ~ 10 分钟，很少遗尿，发作过后神志如常。纳差食少，大便干，形体瘦小，面白少泽。舌淡红，苔薄白，脉数无力。

诊断：癫痫（风痰蕴热闭窍）。

诊治：涤痰息风，开窍安神。

方药：定痫丸改汤。茯苓 10g、茯神 10g、川母贝 10g、天麻 10g、全蝎 6g、僵蚕 10g、菖蒲 12g、远志 12g、丹参 15g、麦冬 15g、陈皮 12g、制半夏 15g、制南星 6g、天竺黄 10g、红参 6g、白术 6g、炙甘草 6g、朱砂（研冲）1g、琥珀（研冲）3g、川大黄 5g、干姜 4g。水煎 3 次，分 4 份，2 日 1 剂，10 剂。

1994 年 4 月 14 日复诊：服上方 15 剂，无明显不适，饮食有加，想吃饭。制散长服：茯苓 60g、茯神 80g、川贝母 60g、天麻 70g、僵蚕 70g、全蝎 60g、菖蒲 75g、远志 75g、丹参 90g、麦冬 90g、陈皮 70g、制半夏 90g、制南星 35g、天竺黄 60g、生晒参 60g、炒白术 60g、炙甘草 35g、朱砂 25g、琥珀 45g、大黄 30g、干姜 30g、薄荷 30g、紫苏叶 30g。共研极细末，每次 4g，日 3 次，饭前服。

1994 年 7 月 17 日三诊：服上散剂以来，癫痫再未发作。效方未变，以上散剂原方量 3 倍加工细末，坚持服用 2 年以上。

2. 贾 X，女，13 岁，2018 年 7 月 7 日初诊。

代诉：患儿从 8 岁春节后忽然跌倒，昏迷不醒约 5 分钟，自己醒来，遗尿。随即去柳林县人民医院做脑电图，正准备接受检查，又发昏迷，历 3 分 25 秒。脑电图示：节律紊乱，棘波，棘—慢复合波。休息 2 小时后又做脑电图：轻度异常儿童脑电图。就诊前共做 3 次脑电图，均为轻度异常儿童脑电图。患儿平时活泼可爱，学习成绩优异，纳差，体消瘦，月经未至。舌胖淡红，苔薄润，脉细滑。

诊断：原发性癫痫（风痰蕴热，蒙闭心窍）。

诊治：涤痰息风，开窍安神。

方药：定痫丸改汤。茯苓 12g、茯神 12g、天麻 10g、川贝母 10g、丹参 25g、麦冬 15g、菖蒲 15g、远志 12g、陈皮 12g、干姜 6g、半夏 15g、全蝎 6g、僵蚕 10g、胆南星 10g、琥珀 5g、天竺黄 12g、炙甘草 6g、朱砂（研冲）1.5g。2 日 1 剂，10 剂。

2018 年 8 月 5 日复诊：近 1 月来癫痫小发作再未出现。纳较前有增。依原方去朱砂，加大黄 6g，2 日 1 剂，10 剂。

2018 年 10 月 13 日三诊：自服药期间，老师、家长发现过两次短暂的“发呆”，昏迷再未发作。制丸巩固：茯苓 240g、天麻 100g、川贝母 100g、姜半夏 150g、胆南星 100g、菖蒲 150g、远志 120g、全蝎 70g、草节 60g、僵蚕 100g、琥珀 50g、陈皮 120g、丹参 250g、麦冬 150g、生晒参 100g、大黄 50g、薄荷 50g、紫苏叶 50g、鲜竹沥 200ml，共制蜜丸，9g/ 丸，每服 1 丸，日 3 次。

3. 王 X，女，42 岁，2011 年 8 月 18 日初诊。

主诉：6 月前忽发右大脑中动脉梗死，昏迷 3 天后苏醒，无语言、肢体障碍，遗癫痫，三五日即发，发则忽然昏倒，不省人事，常有鸣叫，手足抽搐，牙关紧咬，口吐白沫，面白面青，呼吸不匀，多伴遗尿，历时 5～26 分钟方醒。醒后乏力困顿，面黄少泽，眼睑淡白（化验血红蛋白 60g/L）。纳差口淡，喜温怕冷，常有头昏头闷，语慢神迟，二便利，月经行迟血少。舌淡红体大，苔白润，脉缓（53 次 / 分）。

诊断：继发癫痫（中虚湿驻，痰热闭窍）。

诊治：补气生血，涤痰开窍。

方药制散：好鹿茸 30g、炙黄芪 180g、当归 50g、茯神 150g、川贝母 50g、天麻 75g、丹参 15Og、菖蒲 75g、远志 85g、僵蚕 60g、全蝎 60g、麦冬 70g、制半夏 70g、制南星 30g、陈皮 60g、天竺黄 60g、炙甘草 30g、朱砂 30g、琥珀 45g、川大黄 30g、干姜 25g、薄荷 30g、紫苏叶 30g。共研极细末，每服 5g，日 3 次，空腹服。

2011 年 12 月 3 日复诊：服散 3 月多以来，痫发次数逐渐减少，近 40 天来因感冒发作 1 次，历时 5 分钟许。依上方案坚持服药 3 年以上。

2012 年 7 月 16 日三诊：今年因外感发作 3 次，发作最长时间 5 分钟。饮食正常，精神好，仍有头闷头昏，神迟语慢，眼睑淡红。舌淡红润，苔薄白，脉缓（58 次 / 分）。化验血红蛋白 110g/L。制丸继续坚持：好鹿茸 50g、炙黄芪 180g、当归 60g、茯苓 150g、川贝母 60g、天麻 90g、丹参 120g、菖蒲 90g、远志 90g、僵蚕 75g、全蝎 60g、麦冬 70g、制半夏 75g、制南星 50g、陈皮 60g、天竺黄 60g、炙甘草 30g、朱砂 30g、琥珀 45g、川大黄 30g、干姜 25g、薄荷 30g、紫苏叶 30g。研制蜜丸，9g/ 丸，每服 1 丸，日 3 次。

按

癫痫分原发、继发，继发癫痫原因甚多，案例所选为脑梗死后发者。笔者临床多收治原发癫痫。临床指征是发作没有“持续”状态者；发病2小时内脑电图可见异常，平时是正常脑电图的。主方定痫散，或散或丸，用量先重后轻，坚持服药两年以上，儿童、少年患者不会再发。已成年的，继发性者服药时间更长，并且要针对病因适当化裁，控制症状也很理想。病属顽疾，治须守方，坚持久服，方可治愈。初治阶段，痫发频繁，需配合苯妥英钠或丙戊酸钠或卡马西平，用量由多到少4月后停服西药，最为合适。以上原发性癫痫患儿都是单纯中药治愈的。如果依靠西药抗痫治疗，只能控制症状，终生服药。

中风（脑卒中）

1. 刘 X，男，54 岁，2009 年 11 月 13 日初诊。

主诉：右侧肢体无力 3 天。3 天前晨起发觉右侧肢体麻疼，不能运动，用力抬举右手勉强到肩，右腿扶行能拉动，语言不畅尚可听辨清。口干夜甚，饮食正常，大便两三日一解，尿常黄，睡觉多，一般10小时以上。舌暗红苔少，脉弦。查体：血压142/88mmHg，心电图示：正常范围心电图。化验：空腹血糖4.8mmol/L，总胆固醇4.6mmol/L，甘油三酯1.0mmol/L。血液流变学示：血黏度增高。头颅核磁共振示：左侧大脑中动脉上分枝梗死。

诊断：中风（风中经络）。

诊治：祛风养血，清热通络。

方药：大秦艽汤加减。秦艽15g、羌活12g、独活12g、防风15g、生石膏（先煎）50g、黄芩12g、当归15g、白芍12g、生地黄20g、熟地黄15g、川芎12g、白芷15g、细辛10g、茯苓15g、草节10g、白术12g、红花15g、天麻12g、川大黄10g。水煎，2日3剂，分3次空腹服，7剂。

2009年11月22日复诊：服药第八天，右侧上下肢能自主运动，语言较前清利。上方加生黄芪20g，日1剂，10剂。

2009年12月4日三诊：服中药17剂，右侧肢体活动基本自如，言语清晰，但是自觉仍不流利。上方制散：秦艽70g、羌活60g、独活60g、防风70g、生石膏100g、黄芩60g、当归70g、炒白芍60g、生地黄100g、熟地黄70g、川芎60g、白芷70g、炙甘草50g、茯苓70g、细辛50g、白术60g、红花100g、天麻70g、大黄30g、羚羊角粉6g、水蛭60g。研细为散，每次服5g，日4次，食远服。

2. 韩X，男，53岁，2009年11月17日初诊。

主诉：患脑梗死7月，左半身不遂，独立行走困难，上台阶需人扶持，左手勉强抬举平肩，语言利，思维尚好，二便正常。平时血压132～150/86～102mmHg。心电图、血糖、血脂均在正常范围。身高1.68米，体重64kg。舌暗红，苔薄白，伸舌自如，脉弦。

诊断：中风（风中经络）。

诊治：祛风养血，清热通络。

方药：大秦艽汤加减。秦艽15g、羌活12g、独活12g、防风15g、生石膏（先煎）35g、当归15g、白芍12g、生地黄15g、熟地黄15g、川芎12g、白芷15g、细辛12g、黄芩12g、茯苓15g、草节10g、白术12g、川大黄6g、天麻12g、红花15g、地龙6g。日1剂。

2009年11月29日复诊：服10剂后，左手抬举有力至头顶，左腿有劲，能独立走上台阶来诊，原方继服。

2010年1月18日三诊：服上方共45剂，左侧肢体活动自如，左右对比无明显差异，制丸巩固：秦艽75g、羌活60g、独活60g、防风90g、生石膏100g、当归75g、白芍60g、生地黄75g、熟地黄75g、川芎60g、白芷60g、细辛50g、黄芩60g、茯神70g、草节50g、白术60g、川大黄30g、天麻75g、红花75g、白花蛇5条、水蛭50g。研制为丸，9g/丸，每服1丸，日3次。

按

脑卒中有脑出血、脑梗死、脑血管痉挛。如果病人的肢体、语言功能不是完全丧失，血压、血糖、血脂控制于正常范围的，用大秦艽汤恢复功能效果很好。如果功能完全缺失，“三高”（高血糖、高血压、高血脂）中有一项控制不理想的，一般只能改善症状。但是，只要有治疗指征的，首先用大秦艽汤多有良效。

大秦艽汤是属治风剂，教科书和临床报道是治疗“外风”的，“用于治疗痛风，风湿关节炎，面神经麻痹……”读《卫生宝鉴》对大秦艽汤的论述：“中风外无六经之形证，内无便尿之阻隔，是之为血弱不能养于筋，故手足不能运动，舌强不能语言。”“手足不能运动，舌强不能语言”，是典型的脑卒中症状，由是可知古贤并没有“外风、内风”之分。受罗氏的启发，将大秦艽汤施于脑卒中患者，竟获良效，并已厘定为笔者治疗脑卒中的“抓主证”方。

风痱（周期性麻痹）

1. 王X，男，35岁，2001年7月21日初诊。

主诉：四肢软瘫不能动1天。2年来常发生早晨不能起床，四肢软瘫、酸痛，下肢为甚，每于多酒、多汗则发，病程 1～3 天不等，昨天饮酒后又发作。口干口渴，时时汗出，常有腰酸，动则易汗，纳好，常饮酒，二便正常，舌质红苔薄黄腻，脉弦大。腱反射减弱。两次心电图示：窦性心律，T 波低平伴 U 波。上次发作时做肌电刺激无兴奋反应。多次化验血钾 2.0～3.8mmol/L。

诊断：风痱（风气闭阻营卫，热郁经络），周期性麻痹。

诊治：祛风清热，通络行痹。

方药：《古今录验》续命汤加减。炙麻黄 10g、桂枝 10g、生晒参 12g、当归 12g、生石膏（先煎）50g、炙甘草 10g、生姜皮 10g、杏仁 15g、川芎 5g、生地黄 15g、丝瓜络 6g、川续断 15g、苍术 15g、黄柏 15g、薏苡仁 15g。水煎，日 1 剂，第一天服 2 剂，分 6 次服。10 剂，戒酒及生冷。

按

依《金匮要略》载，本方专治“中风痱，身体不能自收持，口不能言，冒昧不知痛处。或拘急不得转侧”。

2001 年 8 月 2 日复诊：近日软瘫再未发作。发作过后，究为下元虚衰，痰浊上泛是其本质，长期饮酒是诱发的病因。方药地黄饮子加减：生地黄 25g、巴戟天 15g、肉苁蓉 15g、山萸肉 12g、石斛 15g、制附子 10g（先煎 1 小时）、肉桂 10g、茯苓 15g、麦冬 15g、五味子 8g、菖蒲 12g、远志 12g、生姜皮 6g、薏苡仁 20g、黄柏 15g、荆芥 6g、薄荷 10g、大枣7枚。水煎，日1剂，空腹服，10剂。

2001年8月16日三诊：服中药后软瘫再未发作，改丸巩固：生地黄100g、巴戟天60g、肉苁蓉60g、山萸肉50g、石斛60g、制附子20g、肉桂20g、茯苓60g、麦冬60g、五味子25g、菖蒲60g、远志60g、生姜皮25g、炒薏苡仁60g、炒黄柏60g、薄荷20g、龙眼肉60g。共研制蜜丸，9g/丸。每服1丸，日3次，空腹服。戒酒，忌生冷。

按

低钾型周期性麻痹要嘱咐患者检查甲状腺功能、血钾、心电图。发作时服《古今录验》续命汤取效，平时用刘河间地黄饮子制丸长服，疗效很好。不仅麻痹不发作，血钾、心电图均可恢复正常。

头痛（偏头痛、紧张性头痛）

1. 高X，男，34岁，2011年4月13日初诊。

主诉：间断性左侧头痛两天。患者从24岁开始常发左侧头痛，发作时疼痛剧烈，头皮跳动，干呕，恶心，很少呕吐，每次发作两小时致两天不等，头痛止后如常。二便正常，无他苦，因劳累失眠后易发。其父亲、二哥常有头痛。舌淡红尖赤，苔薄白，脉弦。

诊断：偏头痛（风热上攻，气血郁滞）。

诊治：祛风通络，行气活血。

方药：验方散偏汤加减。羌活 15g、防风 15g、菊花 25g、川芎 30g、白芍 15g、炙甘草 12g、白芷 15g、黄芩 15g、川黄连 10g、蔓荆子 15g、制乳没（包煎）各 12g、天麻 12g、焦三仙各 12g。水煎，日 1 剂，分 4 次服，6 剂。

2011 年 10 月 17 日复诊：上次中药服 6 剂后至今头痛未发。前天感冒后右侧头痛，搏动性疼痛，咽红蛾肿。当服柴葛解肌汤，热病解则头痛自愈。方药：柴胡 20g、葛根 20g、僵蚕 12g、蝉蜕 6g、川大黄 10g、黄芩 12g、白芍 12g、桔梗 12g、草节 10g、羌活 12g、白芷 12g、生石膏（先煎）30g、防风 12g、菊花 15g、生姜 10g、大枣 4 枚。水煎，日 1 剂，5 剂。

2. 高 X，女，38 岁，2011 年 4 月 14 日初诊。

主诉：头痛剧烈不能忍两天。常有失眠，情绪不宁，心烦急躁，稍有情绪刺激则发头痛，疼痛久暂不一，睡眠安稳时头痛自愈，面易热，身喜凉，二便正常。月经常提前，经前常伴头痛。舌淡红，苔薄白，脉弦双寸有力。

诊断：头痛（风热上攻，气血郁滞），紧张性头痛。

诊治：祛风通络，行气活血。

方药：验方散偏汤加减。羌活 12g、防风 15g、菊花 20g、川芎 30g、白芷 15g、白芍 15g、炙甘草 12g、黄芩 12g、川黄连 10g、栀子 12g、蔓荆子 15g、天麻 12g、制乳没（包煎）各 12g、柏子仁 20g、桃仁 25g、炒酸枣仁 20g、远志 15g、淡豆豉 15g。水煎，日 1 剂，分 4 次服，5 剂。

2011 年 4 月 20 日复诊：头痛基本止，睡眠较前好。上方坚持服 20 剂以上。

按

头痛是临床上最常见而很难治愈的疾病，自得民间验方散偏汤后，多用此方取效，雷头风剧烈的入止痉散，增强止疼效果。情绪不宁，睡觉不实或失眠者重加柏子仁、炒酸枣仁、桃仁，神志安则头痛自愈。头痛是一组证候，也可能是一个表象，辨治须细！

癫狂（精神分裂症、躁狂症、抑郁症）

1. 刘 X，男，18 岁，1985 年 3 月 13 日初诊。

主诉（代）：神志不安 4 月。今年以来彻夜不眠，言语错乱，反复念叨“我是清华大学毕业，专门研究上月球游太空”。纠缠家人准备材料要制造飞船，情激怒骂无问亲疏，自言自语，喋喋不休，“我什么都知道，不像你们没文化啥都不懂……”衣着不整，懒于梳洗，强调自己身体健康，辍学 3 月拒绝就医。饮食不规律，口渴呼饮，大便干结，三五日一解，尿赤有味，神情慌张。舌绛尖赤，苔黄中间褐少津，脉弦数有力。

诊断：狂症（郁火内伏，痰热扰神），精神分裂症青春型。

诊治：宣泄郁火，醒神开窍。

方药：增损三黄石膏汤加减。僵蚕 15g、蝉蜕 10g、姜黄 10g、川大黄 30g、芒硝 30g、生石膏（先煎）50g、黄芩 12g、黄连 12g、黄柏 12g、栀子 15g、甘草 10g、薄荷 10g、知母 18g、龙胆草 15g、礞石 30g、枳实 15g。水煎，日 1 剂，空腹强制灌服。5 剂。

1985 年 3 月 20 日复诊：服药到第 3 天开始泄泻，一日八九次，呕吐一次，神志稍有安静，能配合服药，昨天下午大睡，至今晨 10 点方醒，约 17 小时许，神困思睡，能配合诊疗。遵上方：僵蚕 15g、蝉蜕 12g、大黄 20g、芒硝 20g、生石膏（先煎）50g、黄芩 12g、黄连 12g、黄柏 12g、知母 18g、菖蒲 15g、远志 15g、栀子 15g、礞石 30g、薄荷 15g、枳实 15g。水煎，日 1 剂。

1985 年 5 月 14 日三诊：依二诊方调治近两个月，共服中药 45 剂，神志完全清晰，言语礼貌流利，睡眠每天 6 小时以上，舌红苔薄白干燥，脉弦。方药：礞石滚痰丸，牛黄清心丸，坚持再服 40 天以巩固。

2. 贾 X，男，36 岁，1985 年 3 月 27 日初诊。

主诉：不语、错语两个月。施工紧张劳神，因工程纠纷伤神，失眠大约 70 天许。沉默寡言，语似迟钝，居家不出 20 天。3 天前忽发狂言乱语，行为粗鲁，间发痴笑不能自制，一反平素文质彬彬之习惯。医患至交而错认为他人，安静时又喜呼笔者名字，哀告救命！重复申述“被人控制不许出门”。大便不干，三五日一解，汗臭尿黄，喜饮呼渴，忽喊头痛。舌绛，苔黄厚，脉弦数（96次/分）。

诊断：癫狂（郁火内伏，痰火扰心），精神分裂症（紧张型）。

诊治：宣泄郁火，清热宁神。

方药：僵蚕15g、蝉蜕10g、姜黄12g、川大黄20g、芒硝20g、桃仁25g、菖蒲20g、远志20g、生石膏（先煎）50g、黄芩15g、黄连15g、黄柏15g、栀子15g、龙胆草15g、草节10g、知母15g、薄荷15g、礞石30g、木香12g。水煎，日1剂，空腹服，7剂。

1985年4月7日复诊：在家人多方劝慰下服药7剂，日解大便5~7次，神情安静，再未狂叫，近3天每日能睡6小时许，可以交流，自述常有恐惧、被人控制感，仍不敢外出。口干、口渴减，自己主动洗漱，舌仍绛，黄厚苔减，脉弦数（88次/分）。依法再服：僵蚕15g、蝉蜕12g、大黄20g、桃仁25g、菖蒲15g、远志15g、生石膏（先煎）50g、龙胆草15g、栀子15g、黄芩15g、黄柏15g、黄连15g、知母20g、薄荷15g、礞石30g、木香10g，20剂。

1985年5月6日三诊：上午自己来门诊，称兄道谢。自觉仍有神志不安，睡眠不稳，大便一两日一解，偏干。舌红边绛，苔薄黄，脉弦。予服：加味逍遥丸1袋，牛黄清心丸1丸，日两次，服30天以上。

3. 范X，男，17岁，1985年4月1日初诊。

主诉： 失眠或通宵不睡，烦躁暴怒5天。言语错乱不能自制，不知道自己在哪上学，反复念叨一位老师的名字，时或沮丧,欲寻短见,紧张怕人无问亲疏,唯一相信自己的妈妈。时时听到同学说自己的不好。喜凉易汗，小便黄赤，大便干结，三五日一解，费力，不饮不食，怕自己肥胖，劝饮则一次饮水数杯方停。生性内向，不善交际。舌绛红尖赤，苔黄燥裂，脉滑数有力（94次/分）。

诊断： 癫狂（郁火内伏，痰火扰心），精神分裂症（青春型）。

诊治： 宣泄郁火，涤痰开窍。

方药： 僵蚕12g、蝉蜕10g、姜黄12g、川大黄20g、芒硝化20g、礞石25g、生地黄30g、玄参20g、生石膏（先煎）40g、黄芩15g、川黄连12g、黄柏12g、栀子15g、知母15g、龙胆草12g、薄荷10g、枳实12g。水煎，日1剂，空腹服，7剂。

1985年4月10日复诊： 其母亲喂7剂药，从第3天开始解秽臭稀大便，日3~7次。神志较前清醒安静，近3日每天睡6小时以上。主动配合服药，口干减，接受正常饮食。舌绛红，苔黄厚干燥，脉弦数（86次/分）。依上方：僵蚕12g、蝉蜕12g、大黄20g、芒硝20g、礞石30g、生地黄30g、玄参20g、生石膏（先煎）50g、龙胆草15g、黄芩12g、黄连12g、黄柏12g、栀子15g、知母20g、枳实15g、厚朴 20g、菖蒲 15g，坚持守方服 20 剂以上！

1985 年 5 月 13 日三诊：先后共服中药 34 剂，每日睡眠 7 小时以上，神志清，言语条理，幻听消失，已经上学 5 天，神情未见异常。牛黄清心丸、礞石滚痰丸再巩固 2 月以上。

4. 成 X，男，51 岁，1997 年 2 月 27 日初诊。

代诉：神志错乱两个月。做厨师长管理食堂 7 年，工厂忽然清退临时工，致情绪抑郁，整夜不寐，遂认为后勤领导和自己过不去，日夜“筹划”上告领导，几经“组织”无人响应，其实也没上告，也没组织。又认为自己是个多余的废人，如果不是因为自己的话工厂就不会清退临时工，自己完全是个无用的罪人。两次触电，一次撞墙，为了工厂能不清退临时工而“献生”。不修边幅，不讲卫生，妻儿几经劝告不换衣服。可怜病历 2 月，家人方才认为有病，应邀出诊。面郁红，睑红目眵，口气难闻，大便少解，尿黄尿浊，饥饱不问，或两三日不食，拒绝就医诊脉。舌绛，苔黄中间褐燥。

诊断：癫狂（郁火内伏，痰迷心窍），偏执狂。

诊治：宣泄郁火，涤痰开窍。

方药：增损三黄石膏汤加味。僵蚕 15g、蝉蜕 10g、姜黄 15g、大黄 30g、芒硝（化）30g、桃仁 25g、礞石 25g、生地黄 30g、生石膏（先煎）50g、龙胆草 15g、黄芩 15g、黄连 12g、黄柏 15g、栀子 15g、知母 15g、薄荷 15g、木香 10g、远志 15g。水煎，日 1 剂，空腹服，5 剂。

1997 年 3 月 5 日复诊：服上方 5 剂，每日大便 5 ~ 10

次不等，神情安静，能与人交流，自述如梦方醒，还是认为是因为自己，人家工厂才解聘临时工。医患素有交情，晓之以理，动之以情，百般解释安慰，才得安静。舌绛，苔黄厚，脉弦滑数有力，仍依上方再服 20 剂以上。

1997 年 4 月 7 日三诊：遵嘱先后共服中药 32 剂，精神正常，回忆病史，朦胧心怯，几次自尽仍有记忆，谢言救命之恩，从此收拾家什另谋生计。

按

精神分裂症属中医“癫狂”范畴，在狂躁期及时正确用中药施治，不仅是控制精神症状，而且能收到彻底治愈的良好效果！笔者多年研究《伤寒瘟疫条辨》又称《寒温条辨》，曾于《山西中医》撰写《杨栗山与〈寒温条辨〉》，发现杨氏郁火学说最能破解癫狂症之病因，绝大多数从郁火论治，于杨氏“治温十五方”中选药遣方，见效快，疗程短，经济方便。书中增损三黄石膏汤、解毒承气汤、加味凉膈散综合处方，是笔者多年来治疗精神病之心法（拙作《杨氏升降散为主治疗精神分裂症》载于《山西中医》。需要强调的是，治疗癫狂的方药药多量大，重在宣泄，下不厌烦，戒用温补！如果病程长，误治、失治则转为癫证，处于抑郁迟钝，神经退化则成为中西医之难题，不易治愈。

5. 梁X，女，27岁，1994年7月17日初诊。

主诉：神情不安约3个月。文静女子，因家庭变故，今年春节以来精神反常，情绪激动，事无巨细，无论与己相关与否，只要耳闻目见，必须参与，不仅插话多言，而且都以主人翁、当事者态度发话，致使同事生厌，极力躲避。反而又认为别人不理解自己的“好心”，对躲避者解释纠缠，不依不饶。失眠或彻夜不寐，高歌演唱，无问场合，不论言语、歌唱都条理有序。喜凉怕热，面赤觉热，常觉头闷，咽干口燥，尿频便干，喜渴易饥，但近半年体重由63kg减为52kg。月经提前，血少不畅，痛经。3天前化验甲状腺功能、空腹血糖均在正常范围。医患交流能清晰条理地陈述病情，追忆今年这是第三次发生，第一次历20多天，第二次约2周，发作过后能清楚地记得经过并后悔不已，但到发作期不能自制。无明显发作后情绪低落史。舌绛尖赤，苔薄白干燥，脉弦数（86次/分）。

诊断：癫狂（阴血暗耗，郁火扰神），躁狂症。

诊治：滋阴凉血，理气涤痰。

方药：防已地黄汤合癫狂梦醒汤加减。防己5g、生地黄50g、桃仁25g、防风12g、桂枝10g、草节15g、香附12g、青皮12g、柴胡15g、半夏15g、木通10g、陈皮12g、桑白皮15g、赤芍15g、紫苏子15g。水煎，日1剂，空腹服，5剂。

1994年7月26日复诊：服上方3剂后昏昏大睡2天，头脑忽然“清醒冷静”，神情安详文静，狂躁未发。上方改为 2 日 1 剂，嘱患者必须坚持服药 1 月以上防复发！

1994 年 12 月 19 日随访：神经精神正常，癫狂再未发作。

6. 岳 X，女，22 岁，1994 年 7 月 23 日初诊。

代诉：精神不安 5 天。失眠烦躁，情绪激动，一句话稍不顺意即大发脾气，纠缠不停，家中诸事必须自己说了算，但是又不能把一件事完整处理。语言有序，滔滔不绝。父母回忆，5 天前有 20 天许无因悲伤，情绪低落，不睡不语，遇事木然，反应迟慢，近 5 天来忽发狂乱。月经 35～42 天一行，有血块，痛经。近 2 日多饮烦渴。尿频，便干，舌绛尖赤，苔薄黄燥，脉滑数有力（94 次 / 分）。

诊断：癫狂（阴血亏耗，郁火扰神），躁狂症、抑郁症。

诊治：滋阴凉血，理气涤痰。

方药：癫狂梦醒汤合防己地黄汤加减。鲜生地黄（自采切片）200g、防己 5g、防风 15g、桂枝 10g、草节 15g、桃仁 25g、栀子 15g、淡豆豉 15g、香附 12g、青皮 12g、柴胡 15g、半夏 20g、陈皮 15g、紫苏子 15g、木通 10g、大腹皮 10g、桑白皮 15g、赤芍 15g。水煎，日 1 剂，空腹服。6 剂。

1994 年 8 月 3 日复诊：服上方 6 剂，神情安静，近 3 天每晚睡 6 小时以上，昨晚睡 11 小时方醒，大便稀软，日解两三次。月经来潮第二天，痛经未发。舌红绛尖赤，脉滑数。依原法：防己 5g、生地黄 50g、防风 10g、桂枝 10g、草节 12g、小麦 30g、大枣 12 枚、桃仁 25g、香附 12g、青皮 12g、柴胡 15g、半夏 20g、陈皮 12g、木通 6g、大腹皮 8g、桑白皮15g、赤芍15g、紫苏子15g。水煎，日1剂，无问狂郁，坚持服药2月以上！

7. 蔡X，男，38岁，1996年3月19日初诊。

代诉：20天来神情木讷，整日不语，家事、村事漠不关心，无人则自言自语，唉声叹气，失眠梦惊。行为僵直笨拙，衣冠不整，固定重复一个动作，若洗漱则一两小时不休，称“仍没有洗干净”，稍停片刻又洗漱不停。应饥不食，家人催促方进饮食。喃喃自语称生不如死。一会儿又说有人加害自己，慌慌不宁。汗出酸秽，大便两三日一解，言语缓慢，面郁目迟。舌绛边赤，苔黄秽腻，拒不诊脉。

诊断：癫狂（阴血暗耗，郁火扰心），抑郁症。

诊治：滋阴凉血，宣泄郁火。

方药：防己地黄汤合癫狂梦醒汤加减。防己5g、生地黄50g、桃仁25g、防风10g、菖蒲15g、草果10g、僵蚕15g、蝉蜕10g、大黄15g、芒硝20g、香附12g、柴胡15g、青皮15g、陈皮15g、半夏20g、木通10g、大腹皮10g、赤芍15g、紫苏子15g、草节15g。水煎，日1剂，空腹服，7剂。

1996年3月29日复诊：服上中药7剂，日解三五次稀便，知饥渴，自己主动索食，精神好转，愿与人交流，自己能陈述一些病情，睡觉稍安，每晚睡三四小时，梦惊很少发生，心烦“熬人”减轻，仍喜欢人少安静，动作基本正常，语言流利，偶有笑意。舌黄秽腻苔减，双脉滑数有力。遵上法：僵蚕15g、蝉蜕12g、姜黄15g、大黄15g、芒硝15g、防己

5g、防风12g、生地黄50g、桃仁25g、草节15g、菖蒲15g、草果10g、香附12g、柴胡15g、青皮15g、陈皮15g、半夏20g、木通10g、大腹皮10g、赤芍15g、紫苏子15g、礞石25g，继服20剂。

1996年6月16日，患者陪爱人看病，已如既往谈笑风生，自述又服复诊中药15剂，先后共服40多剂，自我感觉、家人评判已如病前，一切正常。

8. 谢X，女，17岁，2018年5月7日初诊。

代诉：发现精神异常两个月。患者自幼酷爱学习，常被评为三好学生。忽然辍学回家，告诉父母自己“不会念书”，什么也学不会，语少言迟，表达不清，行为迟缓，整日梳洗不休，反复问家中人洗干净了没有。自言自语，若有人则一言不发。彻夜不寐，神不安宁，无因惊吓，慌张不已，耳中常有人说自己是小脏猪……近日来自己也闻到自己臭不可闻，因此整日洗漱不休（其实患者是一个文雅干净的姑娘）。喜凉饮冷，汗出不多，常觉头脑不清醒，大便两三日一解，费力，尿频尿赤，纳不匀，饥饱无所谓，多饮冷水。近日来辨认力明显下降，同学看望亦难说出姓名，问她在哪个学校上学，自言记不清啦……舌绛边尖红赤，苔黄微厚干燥，脉沉滑数（87次/分）。

诊断：癫狂（郁火内伏，痰火闭窍），抑郁症。

诊治：宣泄郁火，涤痰开窍。

方药：防己地黄汤合癫狂梦醒汤加减。防己5g、生地黄

30g、桃仁 25g、僵蚕 12g、蝉蜕 10g、大黄 20g、芒硝 20g、香附 12g、青皮 12g、柴胡 15g、半夏 20g、陈皮 12g、木通 8g、大腹皮 10g、赤芍 12g、紫苏子 15g、草节 15g、生石膏（先煎）35g、菖蒲 20g、郁金 15g、栀子 15g、川黄连 12g。水煎，日 1 剂，空腹服，7 剂。

2018 年 5 月 17 日复诊：大便日解 3~5 次稀便，神志安定，晚上可以睡四五个小时。僵直动作减少，能正常洗漱，按时吃饭，仍有惊慌不安，主动提出要上学念书，舌红绛，苔薄黄燥，脉滑数（84 次 / 分）。依上法：防己 5g、生地黄 50g、桃仁 25g、僵蚕 12g、蝉蜕 10g、大黄 12g、芒硝 12g、香附 12g、青皮 12g、柴胡 15g、半夏 20g、陈皮 12g、木通 8g、桑白皮 15g、赤芍 12g、紫苏子 15g、草节 15g、生石膏（先煎）35g、菖蒲 20g、郁金 15g、栀子 15g、川黄连 12g。继服 40 剂。

2018 年 6 月 27 日三诊：先后共服中药 47 剂，神志完全清晰，语言流利有序，睡眠 7 小时以上，已恢复正常学习，仍有心烦但能自理自制。方药：防己 20g、生地黄 120g、桃仁 100g、僵蚕 50g、蝉蜕 40g、大黄 60g、香附 50g、青皮 40g、柴胡 60g、半夏 60g、木通 40g、陈皮 40g、大腹皮 30g、桑白皮 50g、紫苏子 60g、赤芍 60g、草节 60g、菖蒲 60g、郁金 40g、栀子 60g、川黄连 40g。共研极细末，每服 5g，日 4 次。坚持 2 月以上。

按

躁狂症、偏执状态治同精神分裂症。抑郁症在宣泄郁火的同时加醒神开窍之味，所以防己地黄汤、升降散、癫狂梦醒汤为最常用处方，然究其病因，郁火内伏是首要原因。还要注意，精神分裂症在服药过程中常会有深睡、多睡现象，个别病人甚至能睡2天以上，切记任其熟睡无妨，强行呼唤反而不好。程钟龄强调，令安神静睡，不可惊骇叫醒，犯之则病复作，难乎为力！

惊悸（焦虑症、惊恐障碍、恐怖症）

1. 闫X，男，33岁，2013年3月21日初诊。

主诉：病历2年，遇事无问大小，惊慌不安，继而心悸胸闷，呼吸急促，胸闷不适，或发眩晕，手指发麻刺痛，呃逆嗳气频发，恐惧更加。每次持续十几分钟、半小时许诸症消失，神情安定，但焦虑、心慌不能完全消失，稍有不顺意的事则又发作。情绪易激无故生气，睡眠不实，入睡困难，但每日睡眠超过6小时以上，无早醒现象。房事不力或早泄1年。纳好，二便正常，咽干口燥。舌正红，舌下静脉郁滞，脉弦（73次/分）。多次做经颅多普勒超声、脑电图、心电图均在正常范围。

诊断：惊悸（心虚胆怯，痰浊内扰），焦虑症（惊恐障碍）。

诊治：益气养血，化痰宁心。

方药：十味温胆汤。熟地黄20g、太子参15g、半夏15g、陈皮15g、茯神12g、炒酸枣仁15g、柏子仁20g、枳实12g、竹茹12g、远志15g、五味子10g、炙甘草10g、小麦20g、生姜皮6g、大枣10枚。水煎，日1剂，空腹服，10剂。

2013年4月17日复诊：患者自己安排服药13剂。情绪安稳，惊恐减少减轻，入睡容易，噩梦很少。上方加生龙牡各15g，2日1剂，坚持服40剂以上。

2. 刘X，男，32岁，2013年4月11日初诊。

主诉：近两年怕去公众场所，上街、坐车、乘机或稍微人多的地方即紧张恐惧不已，恨不能马上逃离躲避。又怕无人场所，家中独居亦惶惶不安，希望有人陪伴。有人在家则神情自如，能正常生活工作。上班如果办公室只身一人亦惊恐难熬。与人交谈感到很吃力，自以为什么也解释不清，明明是面对面谈话但感觉距离好远好远。常有困倦，腰酸腰困，阳事不力。噩梦纷纭，常被惊醒，神疲烦躁，稍劳则头痛，纳谷正常。舌淡红尖赤，苔薄白少津。脉弦大。

诊断：惊悸（心虚胆怯，痰浊内扰），恐怖症。

诊治：益气养血，化痰宁心。

方药：十味温胆合甘麦大枣汤加减。熟地黄30g、生晒参10g、枸杞20g、菟丝子20g、柏子仁20g、炒酸枣仁20g、远志15g、半夏20g、陈皮15g、茯神15g、炙甘草10g、枳实15g、五味子10g、栀子12g、川黄连10g、小麦20g、大枣7枚。水煎，日1剂，空腹服，7剂。

按

十味温胆汤载于《世医得效方》，专主心胆虚怯，触事易惊，或梦寐不祥，遂致心惊胆怯，气郁生涎，变生诸证……心虚烦闷，坐卧不安。用治惊悸恐惧，轻者加养心之味，重者补肾，溯本追源，恐为肾志，肾虚则恐！

脏躁（广泛性焦虑症、癔症、神经衰弱）

1. 王X，女，38岁，2013年3月29日初诊。

主诉：两年来常发无端烦躁，神情不宁。遇事惶惶不安，无问事情大小，总是担心后果不好。眉头紧锁，神情焦虑，心跳胸闷，前胸不适，咽干口燥，呼吸不利，或发头昏头痛，疲乏烦劳，视物不清，尿频便坠，入睡困难，眠则噩梦纷纭，常易惊醒。手足易汗，纳谷不匀，或发呃逆。月经先后不定期，经血量少。双手抬举微有颤抖，腱反射亢进。舌正红，苔薄白不润，脉弦细数（90次/分）。化验血常规、尿常规、便常规均在正常范围。甲状腺功能正常。心电图示：窦性心动过速。脑电图：大致正常脑电图。

诊断：脏躁（心气不足，肝郁脾虚），广泛性焦虑症。

诊治：疏肝理脾，益气宁神。

方药：逍遥散合甘麦大枣汤加减。当归 15g、白芍 15g、柴胡 12g、茯神 15g、白术 15g、炙甘草 10g、小麦 20g、大枣 10 枚、薤白 20g、栀子 15g、柏子仁 20g、炒酸枣仁 20g、生姜皮 6g、薄荷 6g。水煎，日 1 剂，空腹服，10 剂。

2013 年 4 月 15 日复诊：服药 10 剂，心慌烦躁明显减，睡眠较前安稳，多虑担心神情很少发生，尿频、大便后坠感未发，舌暗红，脉弦。宜制散久服：百合 100g、生地黄 100g、柏子仁 100g、炒酸枣仁 80g、当归 70g、炒白芍 70g、柴胡 60g、茯神 75g、炒白术 70g、炙甘草 60g、小麦（炒）70g、炒栀子 70g、生姜皮 30g、薄荷 35g。共研细末，每服 5g，日 3 次。

按

脏躁症取效容易根治难，此类患者多是天生的体质（气质）问题，欲求远效，贵在时日。

2. 吉 X，女，26 岁，2014 年 8 月 13 日初诊。

主诉：因父亲车祸受到刺激，长期情绪低落，半年来失眠少寐，遂发无端哭泣，神情不宁，遇事多虑，迟疑不决，生怕自己做错事、说错话，总认为好多人在看自己的笑话，有人时刻监督自己的行为，因此更紧张不已。家人耐心解释客观情况，自己却认为是为了安慰而说假话哄自己。上班工作极端认真，但反复请会计员核对，还心里忐忑，放心不下，致使神劳紧张，感觉工作压力越来越大。神情焦虑，眉常紧锁，心胸郁闷，呼吸不利，咽干口燥，视物不清（查视力 2.0），纳谷不匀，便坠尿频（化验尿、便常规在正常范围），近日来每晚只能睡 3 小时左右，梦多易醒。双手抬举微有颤抖（化验甲状腺功能在正常范围）。月经量少有块，经痛不畅。舌暗淡红，苔薄白少津。脉弦细数（88 次 / 分）。

诊断：脏躁（气阴俱伤，肝郁脾虚）。

诊治：养心安神，疏肝健脾。

方药：百合地黄合逍遥散加减。百合 30g、生地黄 30g、炒酸枣仁 20g、川芎 12g、草节 12g、知母 20g、茯神 15g、小麦 20g、大枣 10 枚、当归 15g、白芍 15g、柴胡 15g、白术 15g、薤白 20g、生姜皮 5g、薄荷 10g。水煎，日 1 剂，10 剂。

2014 年 8 月 27 日复诊：服上方 10 剂，自述头脑清醒了很多，心情压抑感减轻，入睡难但晚上能睡 6 小时以上，感觉到工作顺心不吃力，大便后重及尿频消失，纳正常，呃逆、干呕未发，神情安宁，多疑现象很少，言语有序不再重复念叨。舌暗红，苔薄白少津，脉弦细数（84 次 / 分）。遵上方：百合 20g、生地黄 25g、柏子仁 20g、炒酸枣仁 20g、川芎 12g、草节 12g、知母 18g、茯神 15g、小麦 20g、大枣 10 枚、当归 15g、白芍 15g、柴胡 15g、白术 15g、薄荷 10g、栀子 15g、薤白 20g。水煎，日 1 剂，坚持再服 20 剂以上。

3. 刘X，女，29岁，2014年8月15日初诊。

主诉： 神情不安言多1年许。患者因家庭变故，致使情郁躁烦，言语喋喋不休，昼夜不能入睡。情绪激动，一触即语多不休，但语言有序，表述条理。月经47天未行。面红眉锁，心跳胸闷，前胸不适，呼吸不利，咽干口燥，纳谷不匀，大便偏干，一两日一解，尿灼尿黄。做甲状腺功能、空腹血糖检查均在正常范围。血、尿、便常规无异常。心电图示：窦性心动过速。舌郁暗红，苔薄少津，舌下静脉瘀滞，脉滑数。

诊断： 脏躁（气郁血滞，痰火扰心）。

诊治： 养阴凉血，化痰安神。

方药： 防己地黄汤合癫狂梦醒汤。防己5g、生地黄50g、桃仁25g、草节15g、防风12g、桂枝10g、香附12g、柴胡15g、半夏15g、陈皮12g、青皮12g、大腹皮6g、木通10g、赤芍15g、紫苏子15g、水煎，日1剂，空腹服，5剂。

2014年8月18日，患者母亲慌张失措跑来告曰：女儿自服中药第2天酣睡沉沉，刚刚叫醒随即又深睡，至今已逾2日仍然在睡，不能上班工作，如何是好？我笑语安慰：多日失眠急躁，神劳过分，只要能正常吃饭、喝水，千万不要惊动，任其自己醒来。

2014年8月23日复诊： 神志清晰，神情安宁，自述服药第一煎后神困香睡，历3天方觉睡醒神清，生活正常，多言谢意。效不更方，上方2日1剂再服20剂以上。服癫狂梦醒汤只要方证合拍，于失眠、烦躁真是效如桴鼓，屡试不爽。

按

脏躁证，囊括多种精神失调性疾病。细考脏躁证常用方药：甘麦大枣汤、逍遥散、血府逐瘀汤、酸枣仁汤、癫狂梦醒汤、防己地黄汤、百合地黄汤等。笔者在临床上选方时，精神症状明显者首选防己地黄汤合癫狂梦醒汤。睡眠好转、平稳时，服逍遥散或血府逐瘀汤，加甘麦大枣汤、酸枣仁汤。方药易效，贵在坚持！

失眠

1. 王X，女，59岁，2010年7月12日初诊。

主诉：失眠多梦1年。入睡困难，寐则多梦，近1年来每晚能睡三四个小时且多梦，头昏昏神闷，精神恍惚，心虚易惊，稍有异声则心跳、心悸，独居则惶惶不安，纳可。舌淡红，苔薄白润，脉细（72次/分）。

诊断：失眠（心气虚弱，心神不宁）。

诊治：补气养心安神。

方药：柏子养心丸改汤。柏子仁20g、炒酸枣仁15g、生晒参8g、生黄芪12g、炙甘草10g、当归12g、川芎12g、桂枝 10g、半夏 15g、茯神 12g、五味子 10g、远志 15g、栀子 12g、黄连 6g。水煎，日 1 剂，10 剂。

2. 刘 X，男，60 岁，2006 年 4 月 13 日初诊。

主诉：失眠、心烦两年。两年来常有失眠，余无他苦。连续失眠 1 周后觉头昏头闷，心烦易怒，手足时热。舌正红少津，脉弦双关有力。

诊断：失眠（气阴两虚，心脉失养）。

诊治：养阴益气，除烦安神。

方药：验方安神汤。桔梗 15g、夏枯草 20g、延胡索 15g、沙参 15g、麦冬 15g、天冬 15g、玉竹 20g、生黄芪 10g、玄参 15g、制白首乌 15g、僵蚕 12g、甘草梢 10g、天麻 15g、钩藤 15g。水煎，日 1 剂，5 剂。

按

验方安神汤几经周折后为笔者收藏。验之于临床，服药3~5剂即能正常入睡，间断服药20剂以上，一般的失眠症都可治愈。失眠是一个独立的病证，也可以是诸多精神病的一个症状。失眠证如果有心惊虚怯症状的选用柏子养心丸改汤，单纯的失眠用验方安神汤。但是，顽固的失眠还应当从脏躁证治中选方，如防己地黄汤、柴胡加龙骨牡蛎汤、癫狂梦醒汤、生铁落饮子。阴血亏虚不能养心者用天王补心丹、归脾汤为宜。

妇科

月经不调（月经过多、月经提前、月经先后不定、经迟、闭经）

1. 刘X，女，29岁，2011年2月13日初诊。

主诉：经血量多，行经第八天。半年来经行量多期长，色暗红或红，经行7~10天方止。经后倦困，动则易汗，不耐劳作，稍劳则经期更长。纳正常，睡眠多，二便正常，面黄有垢色，睑淡红。舌淡红，苔白润，脉细（78次/分）。化验：白细胞$5.2\times10^9/L$，红细胞$3.0\times10^{12}/L$，血红蛋白90g/L，血小板计数$100\times10^9/L$。

诊断：月经过多（心脾气虚，脾不统血）。

诊治：补气摄血，调经养血。

方药：生晒参15g、黄芪20g、白术12g、茯神12g、炙甘草8g、生地黄20g、炒白芍15g、当归25g、川芎12g、远志15g、益母草15g、白蔻仁6g、砂仁6g。水煎，日1剂，空腹服，10剂。下次月经来潮第3天开始再服10剂。

2011年5月10日复诊：2月13日初诊至今共来月经三次，第一次行经7天，第二次行经6天，现为第三次行经第1天。每次经血不多，精神好，面部色素褪，面色明润。化验：血红蛋白130g/L。方药：人参归脾丸1丸，益母草冲剂1袋，日3次，服10天。

2. 赵X，女，39岁，2011年3月13日初诊。

主诉：月经量多，行经7~15天方止，已7月。现为本次月经行经第13天经血仍不止，经量多，色淡红，有时夹血块，精神疲倦，心悸心跳，寐不实或多梦，饭量尚好，二便利，面色㿠白，眼睑淡红。舌淡红，脉缓无力。**化验：**白细胞 4.8×10^{9}/L，红细胞 2.8×10^{12}/L，血红蛋白80g/L，血小板计数 100×10^{9}/L。B超查：子宫增大，子宫内膜厚度为0.8cm，宫内少量残留。

诊断：月经过多（心脾气虚，脾不统血）。

诊治：补益心脾，调经止血。

方药：归脾汤加味。红参15g、炙黄芪30g、炒白术12g、炙甘草10g、茯神15g、当归25g、远志15g、炒酸枣仁20g、龙眼肉15g、木香10g、桃仁12g、益母草15g、炒荆芥穗12g。水煎，日1剂，空腹服，10剂。

2011年4月3日复诊：上次就诊后服中药第三天经血干净。现为行经第三天，量偏多，纳好，精神较前好，心跳、心慌有减，睡眠较前好，面黄白少泽，眼睑淡红。舌淡红，苔薄白，脉缓（62次/分）。上方加调经之力：红参12g、生黄芪30g、炒白术15g、炙甘草10g、茯神15g、当归25g、川芎12g、桃仁12g、炒酸枣仁20g、龙眼肉20g、木香10g、益母草30g、荆芥穗12g、砂仁10g、炮姜3g，红糖70g（化入），5剂。

2011年4月9日三诊：本次月经6天即干净，纳谷可，少有心悸、心慌。经血止，调补气血为要，补益心脾，养血调经。方药：生晒参 10g、生黄芪 30g、当归 25g、生地黄 15g、炒白芍 15g、川芎 12g、丹参 20g、益母草 15g、砂仁 6g。水煎，日 1 剂，10 剂。

3. 渠 X，女，27 岁，2012 年 3 月 17 日初诊。

主诉：现为月经期，经血量多，行经第八天仍不休。血深红夹块，小腹不适，大便干燥，尿黄带红，阴内灼热不适，平时带下量多色黄有味。舌红，苔薄黄燥，脉滑数（93 次 / 分）。

诊断：月经过多（阴虚火妄，扰血妄行）。

诊治：壮水益肾，清热凉血。

方药：清经散合两地汤。生地黄 20g、熟地黄 20g、麦冬 30g、玄参 15g、生白芍 15g、牡丹皮 10g、炒栀子 15g、炒黄柏 15g、知母 18g、青蒿 18g、茯神 15g、大小蓟各 12g。水煎，日 1 剂，空腹服，10 剂。

按

月经过多，经期延长，气虚不能摄血者为多，诸贤都推荐归脾汤。笔者在临床实践中发现八珍益母丸改汤，加大人参、当归、益母草用量，补气摄血、生血效果良好，依月经周期服药，每次10剂，一般2个周期后经期正常，经血不多，气旺血生，失血性贫血很快得以恢复。若血热经多者傅氏清经散重加麦冬、大小蓟，疗效很好。肾虚失固者宜归肾丸。

4. 段X，女，26岁，2011年4月13日。

主诉：现为上次月经第15天经血又来。既往月经20天左右一行，近3月16天即行。每次经量不多，经血暗紫，小腹不适，二便不畅，伴发乳胀，有时胁痛，经期烦躁，睡眠不实。舌红尖赤，苔薄白不润，脉弦。

诊断：月经提前（肝郁化热，扰血妄行）。

诊治：疏肝解郁，清热凉血。

方药：丹栀逍遥散加味。牡丹皮10g、炒栀子15g、生地黄20g、当归25g、白芍15g、茯神15g、白术15g、炙甘草6g、柴胡12g、薄荷6g、青蒿15g、炮姜3g。水煎，日1剂，空腹服，10剂。

5. 斛X，女，34岁，2011年4月20日初诊。

主诉：近一年月经提前或月再行，于4月4日经行后现经血又来第三天，经血量不多，每次经来后第二、三天开始痛经，至经停后方止。手足烦热，咽干口燥。舌红尖赤，苔薄白，脉细（84次/分）。

诊断：月经提前（阴虚血热）。

诊治：滋阴养血，凉血调经。

方药：生地黄20g、熟地黄15g、麦冬20g、龟甲胶（烊化）10g、玄参15g、白芍15g、沙参15g、枸杞15g、牡丹皮10g、炒栀子15g、当归25g、川芎10g、桃仁12g、草节3g、炮姜2g。水煎，日1剂，空腹服，10剂。

按

月经提前因气血不足以统血者八珍益母汤、归脾汤，为常用处方。因为血热者用丹栀逍遥散、两地汤。

6. 魏X，女，32岁，2012年2月14日。

主诉：月经提前，16～18天即行，先多后少，现为月经第11天仍未干净，血暗淡薄，平时带下量多清稀。神疲肢倦，喜温怕凉，近两月经常感冒，外感后倦困更甚，感冒时轻时重缠绵不愈，头微痛，肢酸楚，纳少便溏。舌淡红，苔薄白润，脉细滑。

诊断：月经提前（气虚邪扰，经血不调）。

诊治：健脾除湿，补气摄血。遵喻氏逆流挽舟法。

方药：败毒散加味。荆芥穗10g、防风15g、人参（切细）15g、炙甘草10g、茯神15g、川芎12g、羌活12g、柴胡15g、炒枳壳12g、桔梗6g、当归15g、砂仁6g。水煎，日1剂，空腹服，5剂。

2012年2月21日复诊：服药第3天经血干净。头痛肢酸减轻，带下较经前量少，纳仍少，大便溏，上方继服10剂。

按

喻嘉言用败毒散治痢（利）由外邪内陷者，谓之逆流挽舟。但经漏不休，带下不止，因为中虚夹感者病因病机相同，故依喻氏逆流挽舟法能取良效，证之于临床：中虚气馁之体常易夹感，出现经血淋漓不休，带下绵绵不止，腹泻痢下不愈，方选败毒散均能收到逆流挽舟的殊功。方也良效，论亦有趣！

7. 斛 X，女，27 岁，2011 年 3 月 13 日初诊。

主诉：经迟不畅 3 年，月经周期 35 天，现为行经第 3 天，血少淡红，腹疠痛，腰酸困，小腹常冷，纳少喜温，肢厥手汗，经前更甚，二便利，倦困喜寐。舌淡红润，苔薄白，脉缓（64 次 / 分）。

诊断：经迟不行（血虚气滞，下焦虚寒）。

诊治：理气补血，暖宫调经。

方药：艾附暖宫丸（改汤）加减。炒艾叶 10g、香附 12g、鹿茸（研冲）4g、川续断 15g、生黄芪 15g、生地黄 15g、赤芍 15g、当归 25g、川芎 12g、肉桂 15g、吴茱萸 12g、桃仁 12g、槐荚 15g、砂仁 8g、白蔻仁 8g、黄酒 70ml 入煎。水煎，日 1 剂，连服 10 剂。

2011 年 4 月 11 日复诊：月经周期 29 天，现为月经来潮第二天，痛经轻，血不多，近 2 周来饮食有加，精神较前好，腹冷、肢厥不明显，已婚 2 年未孕，调冲种子：鹿茸（研冲）4g、炒艾叶 10g、香附 12g、川续断 15g、炙黄芪 15g、生地黄 15g、炒白芍 15g、当归 25g、川芎 12g、肉桂 15g、吴茱萸 12g、丹参 20g、益母草 15g、炒茴香 5g、蒲黄（包煎）

12g。水煎，日1剂，7剂。

2011年5月18日三诊：停经38天，尿妊娠试验（++），告其已孕，婆母、娘亲皆喜致谢。

8. 贾X，女，19岁，2011年4月3日初诊。

主诉：近两年来月经推迟，36~47天一行，上次月经结束43天，至今月经仍未行，昨天起小腹胀痛，腰胯酸困，胸乳不适，两胁支撑，精神烦躁。舌暗红，舌下静脉瘀滞，脉弦（72次/分）。

诊断：经迟不行（肝郁脾虚，冲任虚寒）。

诊治：疏肝健脾，养血调经。

方药：鹿茸（研冲）4g、当归25g、赤芍10g、白芍12g、柴胡15g、茯神15g、白术15g、炙甘草6g、桃仁12g、红花12g、薄荷（后下）5g、炮姜5g。水煎，日1剂，10剂。嘱下次月经前需复诊。

按

月经延期不行，因寒者居多，任督阳少，胞宫虚寒，笔者于临证以艾附暖宫丸改汤，加鹿茸、桃仁、槐荚，取效于大部分经迟患者。因气血失调郁滞不行而选逍遥散、加味乌药汤等，亦宜入温补任督的鹿茸、海马之类，不可妄加寒凉之味。此无他，“血得温而行，得寒而凝”（《难经·二十二难》），寒凝则影响孕育。

9. 李X，女，18岁，2013年2月27日初诊。

主诉： 14岁月经初潮，18～40天一行，常有背疼腰酸不能劳，经行伴乳胀，气沉，少腹憋胀，纳正常，二便利，口干不喜饮。现为上次月经第18天，本次经血来潮第2天，舌暗红，苔薄白乏津，脉弦双尺无力。

诊断： 月经先后不定（肝肾亏虚，经血失调）。

诊治： 疏肝补肾，养血调经。

方药： 傅氏定经汤加减。当归25g、生地黄20g、白芍15g、菟丝子20g、山药15g、川续断15g、柴胡12g、香附12g、茯神15g、荆芥穗炭10g、山萸肉15g、炙甘草6g。水煎，日1剂，10剂。每次月经来第3天开始服10剂，共服3个月经周期。

按

月经先后不定期是典型的月经不调，多见于青春期女子。女孩发育初期，肾气不旺，肝血不足为其根本，加之青春期情绪容易激动，气血被扰失调，郁肝伤肾，致肝肾受损，冲任失调，所以月经不调，先后不定期。傅氏立方以菟丝子、山药、山萸肉补肾养肝即滋水涵木，当归、白芍、生地黄、茯苓、炙甘草养血柔肝，柴胡、香附理气疏肝，诸药共奏补肾柔肝、调理冲任之功，冲任和，月经理当正常，方名“定经汤”名副其实。确系青春期女孩月经不调的效方。

10. 樊X，女，27岁，2012年2月17日初诊。

主诉： 月经不行26月。2年前考研时开始停经，至今26月不行，手足常冷，易疲劳，小腹不温，饮食不规律，面暗黄，余无他苦。舌淡红，苔薄白润，脉弦细。

诊断： 闭经（冲任虚寒，肝郁不疏）。

诊治： 理气补血，暖宫调经。

方药： 艾附暖宫汤加减。艾叶10g、香附15g、黄芪15g、鹿茸（研冲）4g、川续断15g、当归25g、生地黄20g、赤芍15g、川芎12g、肉桂15g、吴茱萸12g、益母草15g、枳实12g、槐荚15g。水煎，日1剂，空腹服，7剂。

2012年2月28日复诊： 服上方7剂，现为经来第二天，血少不畅，小腹疼痛，腰骶酸困，肢厥肢冷减轻。仍宜暖宫调经：① 初诊方改益母草为30g，继服10剂。②调经促孕丸，从月经来潮第五天开始服，每次1袋（5g），日2次，连服20天。③ 汤药10剂后次日开始服：调冲种子丸1丸，日3次。特别嘱咐：以上方案3个月经周期为1个疗程，服完方可停药。

11. 陈X，女，24岁，2012年5月5日初诊。

主诉： 月经不行6月。近两年来月经三五月一行，常有神情郁闷，心烦易怒，或发小腹胀痛，胸胁不适，睡眠不实或多梦，纳谷不匀。舌暗红边少瘀斑，舌下静脉瘀滞，脉弦。

诊断： 闭经（气滞血郁）。

诊治： 活血祛瘀，理气调经。

方药：少腹逐瘀汤加减。海马（研冲）1对、炒茴香6g、当归25g、生地黄15g、赤芍15g、川芎12g、桃仁15g、红花12g、枳实12g、柴胡15g、桔梗6g、川牛膝10g、肉桂5g、草节6g。水煎，日1剂，空腹服，10剂。

按

闭经须分原发性闭经和继发性闭经。原发性闭经原因甚多，最好从西医角度予以系统诊断，排除石女经闭。病案所列为继发闭经，妇科学中分类虽详，实践于临床上冲任虚寒、胞宫失温者多见，气滞血瘀者次之。具体治疗中，艾附暖宫汤为最常用的效方，有气滞血瘀者酌入海马、桃仁、丹参、红花即可，多能取得良效。于具体治疗方案中，一定注意随月经周期而调治，借鉴西医“人工周期”的调经理念，按照疗程，调月经、促排卵，顺应月经周期调理，观察排卵状况，计划下一步的治疗方案，这样能够提高疗效。

崩漏（功能性子宫出血）

1. 李X，女，36岁，2011年4月14日初诊。

主诉：意外怀孕48天服米非司酮、米索前列醇，药物流产后第13天仍出血不休，量多夹块，小腹不适，身倦头昏，动则短气汗出，二便不畅，轻度下坠，纳谷好，睑淡红，面白虚浮。舌淡红体大，苔薄白润，脉弦大。B超查：子宫轻度增大，宫内残留。化验：白细胞 4.0×10^9/L，红细胞 2.8×10^{12}/L，血红蛋白 50g/L，红细胞比容 0.27。

诊断：崩漏（妇人半产，出血伤气）。

诊治：补气固脱，祛瘀生新。

方药：鹿茸（研冲）4g、红参 15g、生黄芪 35g、当归 25g、升麻 5g、柴胡 10g、知母 15g、桔梗 6g、焦山楂 20g、川芎 12g、桃仁 12g、制乳香（包煎）12g、丹参 45g、黑荆芥穗 10g、益母草 30g、砂仁 8g、红糖（化入）75g。水煎，日 1 剂，分 4 次服，5 剂。

2011 年 4 月 20 日复诊：服药第二天血块减少，血量不多，第四天血止。B超查：宫内残留不明显，子宫仍大，65mm × 58mm。遵上法：鹿茸（研冲）4g、红参 15g、生黄芪 30g、当归 25g、升麻 5g、柴胡 6g、知母 18g、桔梗 6g、焦山楂 25g、川芎 12g、桃仁 12g、丹参 45g、黑荆芥穗 10g、益母草 30g、砂仁 10g，10 剂。嘱咐：中药调服到下次月经期血干净后停服。

2. 霍 X，女，38 岁，2011 年 4 月 17 日初诊。

主诉：月经 27 天来潮，血多有块第 11 天。近 1 年来每次月经提前，21 ~ 27 天即行，经期 7 ~ 14 天不等，经血量多，或夹血块，昨天晚上开始经血量大。近来常有头晕，短气乏力不耐劳，心烦心悸，睡眠不好多梦，食欲差，喜温怕凉，浮肿，下肢水肿（±）。二便正常。面白黄虚浮，双睑淡红。舌质淡红体大，苔薄白腻，脉弦大。多次妇科检查，诊为“黄体功能不健，孕酮分泌不足，功能失调性子宫出血”。

诊断：崩漏（出血日久，伤气失血）。

诊治：补气摄血，调补心脾。

方药：归脾汤加味。生晒参15g、黄芪30g、当归25g、炒白术20g、茯神15g、炙甘草10g、炒酸枣仁20g、远志15g、龙眼肉15g、木香10g、益母草30g、炒荆芥穗10g、五倍子10g、大黄（酒炒）6g、草果10g。水煎，日1剂，5剂。

2011年4月23日复诊：经血止第二天。重入补肾生血药：鹿茸（研冲）3g、川续断15g、生晒参12g、黄芪30g、当归25g、炒白术20g、茯神15g、炙甘草6g、炒酸枣仁25g、远志15g、龙眼肉15g、木香10g、益母草15g、黑荆芥穗10g、丹参20g、草果10g。水煎，日1剂，5剂。嘱咐：下次月经期仍需调服。

3. 范X，女，21岁，已婚，2011年4月19日初诊。

主诉：崩漏又发第7天。14岁月经初潮，经期不规则，月经10天、13天、18天、36天、40天一行，近半年来每次经血量多，现为上次月经17天，经血又行第七天，小腹坠胀，头昏乏力，动则气短，烦躁心慌，睡眠不实，入睡困难，饭量好，二便利，眼睑淡红，面白虚浮。舌淡红，苔薄白，脉细数双寸无力。B超报告：宫体大小正常，宫内有液暗面，双侧卵巢有初始卵泡，连续七天监测无优势卵泡。查基础体温，

3个月经周期呈单相。妇科检查：宫颈黏液结晶为羊齿状结晶，无椭圆体。化验血常规：白细胞 3.8×10^9/L，红细胞 2.4×10^{12}/L，血红蛋白 60g/L，红细胞比容 0.27。

诊断：崩漏（肾气不固，经血妄行），无排卵性功血。

诊治：滋补肝肾，养血调经。

方药：定经汤加味：当归 25g、生地黄 30g、白芍 15g、菟丝子 20g、山药 15g、柴胡 15g、茯神 15g、香附 12g、炒荆芥穗 10g、山萸肉 15g、炙甘草 6g、血余炭 12g、棕榈炭 12g、薤白 20g、砂仁 6g。水煎，日 1 剂，7 剂。

2011 年 4 月 27 日复诊：服药第三天血渐止，近日有白带，质稀，纳可，乏力。诊治：补肝肾，调经血。方药：鹿茸（研冲）4g、生黄芪 30g、当归 25g、生地黄 30g、白芍 15g、菟丝子 25g、山药 15g、柴胡 15g、茯神 15g、香附 12g、黑荆芥穗 10g、山萸肉 15g、炙甘草 6g、薤白 20g、砂仁 10g。水煎，日 1 剂，7 剂。

2011 年 5 月 7 日三诊：月经周期 25 天，现为月经来潮第一天。血多夹块，腹痛，纳正常，仍有头昏，乏力，手足冷，二便利，舌暗淡红，脉滑双寸无力。治以补肝肾，调经血。方药：鹿茸（研冲）4g、生黄芪 18g、川续断 15g、炒艾叶 10g、香附 12g、生地黄 20g、白芍 15g、当归 25g、川芎 12g、肉桂 15g、吴茱萸 10g、益母草 30g、黑荆芥穗 10g。水煎，日 1 剂，10 剂。5 月 11 日加服调经促孕丸，10g（2 袋），日 2 次，服 10 天后减为 1 袋日 2 次，共服 20 剂。

按

黄体功能不健，孕酮分泌不足，无排卵性功血，临床表现为月经紊乱，功能失调性子宫出血，更主要的是影响孕育，理当责之肾命。临床上急则治标，经来第一、二天应先调经行血，五日以上即应止血调经。血止后重在补肾，调理冲任。严格辨明月经周期：经前调血，经后补肾，依时调治，方能使经血调，崩漏止，有望正常孕育。

痛经

1. 牛X，女，17岁，2011年1月2日初诊。

主诉：腹痛剧烈难忍第3天。13岁月经初潮，经前一天开始腹痛，随即经来，第一、二天剧痛难忍，持续三天方能缓解痛止。痛发时连及大腿内侧，腰骶坠困，恶心干呕，头晕头昏，肢冷易汗。舌质淡红，脉弦双关有力。

诊断：痛经（冲任寒凝，经血不畅）。

诊治：温经散寒，活血止痛。

方药：艾附暖宫汤加味。鹿茸（研冲）3g、炒艾叶10g、香附12g、生地黄15g、白芍15g、当归25g、川芎15g、生黄芪10g、肉桂12g、川续断15g、吴茱萸12g、桃仁15g、益母草15g、炒茴香6g、炮姜6g。水煎，空腹服，7剂。嘱咐：下次月经来潮前必须就诊，共调治4个月经周期。

2. 成X，女，27岁，2011年2月26日初诊。

主诉： 痛经10年。16岁月经初潮，28~32天一行，经期4~7天，经血不多。每次经来小腹剧痛，三四天方解，结婚2年未育。末次月经29天，现为经行第二天，腹痛不能下床。平时手足常冷，汗少，纳可，大便一两日一解，尿利。舌暗红，舌下静脉瘀滞，脉弦滑。

诊断： 痛经（冲任虚寒，胞脉拘急）。

诊治： 暖宫调经，活血止痛。

方药： 艾附暖宫汤加味。鹿茸（研冲）4g、炒艾叶12g、香附12g、生地黄15g、炒白芍15g、当归25g、川芎15g、黄芪12g、肉桂15g、川续断15g、吴茱萸15g、焦山楂15g、桃仁15g、制乳没（包煎）各15g、益母草30g、红糖（化入）75g。水煎，日1剂，频服，10剂。嘱咐：按时监测排卵，下次月经前即时来诊。

3. 杜X，女，19岁，2011年1月20日初诊。

主诉： 小腹绞痛，痛及大腿内侧第三天，月经周期37天，现月经来潮第二天。经血紫暗夹块，小腹剧痛不能按压。每次经期痛泻伴下坠，经期后痛经减腹泻随止。纳正常，平时二便正常，四肢常冷，舌质暗红，舌下络脉瘀滞，脉弦双关有力。

诊断： 痛经（寒滞胞宫，经血不畅）。

诊治： 行气散寒，活血止痛。

方药： 加味乌药汤。乌药15g、香附12g、木香10g、草节6g、当归25g、桃仁12g、炒白术10g、白芍15g、防风

15g、蒲黄（包煎）15g、五灵脂（包煎）15g、炮姜 6g、肉桂 10g、砂仁 8g。水煎，空腹服，10 剂。嘱咐：每次月经来前就诊，调理 3~5 个月经周期。

4. 刘 X，女，18 岁，2012 年 4 月 17 日初诊。

主诉：近一年来经如期至，经期腹痛，经后更疼，每次月经干净后五六天方止。素体消瘦，纳少，头昏，面萎黄。舌淡红不润，脉细（82 次 / 分）。

诊断：痛经（肝肾阴虚，胞脉失养）。

诊治：益气补血，缓急止痛。

方药：肠宁汤。红参 10g、当归 30g、熟地黄 30g、麦冬 12g、阿胶（烊化）10g、山药 12g、川续断 10g、肉桂 3g、白芍 15g、炙甘草 6g、延胡索 15g、益母草 15g、砂仁 6g、白蔻仁 6g。水煎，日 1 剂，每次经行第 3 天后开始服，10 剂。

按

“痛者寒气多也，因寒故痛也”，因此痛经首责之寒。寒凝部位重在胞宫，所以笔者临床上治疗痛经，首选艾附暖宫汤温冲散寒、调经止痛；气血瘀滞者亦为常见，但因寒气凝血者不少，故于加味乌药汤中入炮姜、肉桂以温宫逐寒；再则气血虚弱，胞失濡养亦发痛经，当在经来至经后，与傅山治疗产后腹痛效方肠宁汤病机相同，因此处方肠宁汤。医者意也，临床辨证应举一反三！亦有数法调治而痛经不止者，多是子宫内膜异位症，此疾难疗。

不孕症

1. 周X，女，36岁，2000年2月19日初诊。

主诉：两次婚姻未孕。18岁结婚，因9年未孕离异。再婚7年仍不孕，现在男方有3个孩子，都已能自理，作为一个女人，总感遗憾，故求诊。15岁月经初潮，32~41天一行，经来时腹痛，腰骶酸困，前后阴坠，行经2~5天，血少色淡红，平时带少，手足常冷，小腹喜温，余无他苦。现为上次月经第37天，本次月经来临第二天。舌质淡红，舌下络脉瘀滞，脉细双关较有力。

诊断：原发不孕（寒湿久客冲任，宫寒不孕）。

诊治：理气补血，暖宫调经。

方药：艾附暖宫汤加减。鹿茸（研冲）4g、炒艾叶10g、香附15g、生地黄20g、赤芍10g、白芍10g、当归25g、川芎12g、生黄芪15g、肉桂15g、川续断15g、吴茱萸15g、薤白25g、丹参20g、益母草15g。水煎，空腹服，7剂。调经促孕丸1袋，日2次，于月经期第五天开始服，共服20天。

2000年2月27日复诊：近日带多微黄，余无他苦，上方加红藤15g，继服10剂。

2000年4月17日就诊：恶心、呕吐不能进食10天许，倦困怕冷。上次服药调治后经再未行。查尿妊娠试验（++），立即顺气和胃，安胎保胎：干姜10g、生晒参15g、姜制半夏15g、苍术12g、白术12g、当归10g、白芍40g、川芎10g、茯神12g、泽泻20g。水煎，日1剂，频服，6剂。

按

不孕症是笔者专门研究的课题。但是该患者病史长，疗效特殊！只服用1个小疗程即怀孕，医者疑惑，患者惊喜，因此结为忘年之交。令人啼笑皆非的是，生一男孩的第二年、第三年又意外怀孕两次，无奈之下，只好又上节育环避孕。该患者怀孕后恶阻，水饮难进，随饮随吐，施予和胎顺气止吐，配合当归芍药散保胎。第一，除恶阻进饮食。第二，“扶上马再送一程”确保孕育成功。该孕妇三张处方都是笔者临床心得！首先，治女子不孕症，绝大多数处方是艾附暖宫汤，依妇科“周期疗法”，依时配合调经促孕丸，如果排卵监测理想者改服调冲种子丸（自制），每次1丸，日3次。其次，妊娠恶阻水米难进，用《金匮要略》干姜人参半夏丸合苍术白术，多能止吐和胃。第三，安胎和胎保胎，当归芍药散是笔者治疗先兆流产、习惯性流产的基础方。

2. 刘X，女，33岁，2014年7月16日初诊。

主诉：原发不孕7年。26岁结婚，至今未孕。月经24~34天一行，经期5~6天，经血不多，痛经，现为经行第16天。带不多。手足不温，秋冬厥冷，躯体无明显寒热。眠可，纳正常，大便少解常干，尿利。曾多次做妇科检查，双侧输卵管通而不畅，连续3个月经周期排卵试验（+）。舌暗红体大，舌下络脉瘀滞。脉平（72次/分）。男子两次精液检查均在正常范围。

诊断：不孕（宫寒不孕）。

诊治：暖宫调经，理气生血。

方药：鹿茸（研冲）4g、炒艾叶10g、香附12g、炙黄芪15g、生地黄15g、白芍15g、当归25g、川芎12g、肉桂15g、川续断15g、吴茱萸12g、丹参20g。水煎，日1剂，空腹喝，7剂。

2014年7月28日复诊：服药后月经周期28天，现为月经来潮第一天。腹痛较以往轻，腰酸困，大便利。经期方药：鹿茸（研冲）3g、炒艾叶10g、香附12g、黄芪15g、生地黄20g、赤芍15g、当归25g、川芎12g、川续断15g、肉桂15g、吴茱萸12g、丹参20g、益母草30g，7剂。从月经期第五天开始服：调经促孕丸5g/袋，日2次，连服20天。汤药7剂喝完后继服调冲种子丸9g，1丸/次，日3次，到下次月经来潮时停服。本方案连续服用3个月经周期为一疗程。

按

依当前医学统计，不孕症单由女方不孕占50%，男女双方占20%，单由男方不育占30%。在育龄夫妇中不孕不育症占到12%～15%，为数不少，所以多年来专题研究不孕不育。男性不育者，慢性前列腺炎、精子活力差这两种情况最多，主方是鹿茸五子肾气丸，有尿不畅、尿黄、尿浊合四妙丸。女性不孕者绝大多数从宫寒论治，艾附暖宫汤加减效佳，再配合“人工周期”的调治理念，能够明显提高疗效。治疗不孕不育症，首先应该接受专科系统检查，尽量查明原因，分辨清绝对不孕不育与可治性不孕不育，凡可治疗的不孕不育症，施用中药疗效很好！治疗方案如前所述。

经前乳痛（经前期综合征）

高X，女，27岁，2012年4月4日初诊。

主诉：常有“气沉”，胸乳不适，每次经前六七天双乳胀痛，胸胁不适，月经过后逐渐减轻。就诊时经来第一天，口干咽燥，气短气沉，双乳胀痛，少腹及会阴坠困，二便正常。舌红不燥，脉弦滑（78次/分）。

诊断：经前乳痛（肝脾不和，气郁生热），经前期综合征。

诊治：调和肝脾，通络止痛。

方药：逍遥散合消乳汤加减。当归25g、白芍15g、柴胡15g、茯神15g、白术15g、知母15g、金银花15g、连翘15g、瓜蒌30g、丹参20g、制乳没各12g、生地黄15g、薤白25g。水煎，日1剂，7剂。

2012年5月2日复诊：经来第一天，近1周乳房及胸胀痛不明显，昨天至今日有轻度痛经。方药：当归25g、白芍15g、柴胡12g、茯神15g、白术15g、知母15g、金银花15g、连翘15g、瓜蒌20g、丹参20g、制乳没（包煎）各10g、益母草15g、薤白25g，7剂。

按

经前乳痛是临床上常见病，气滞火郁者多。单服逍遥散能缓解疼痛，方用逍遥散合消乳汤加减见效快，远期疗效很好。消乳汤治经前期乳痛，即经前期综合征，未见资料报道，但笔者施于临床效佳。一方多用，贵在细究病机。

经前头痛（经前紧张综合征）

高X，女，26岁，2012年3月2日初诊。

主诉：剧烈头痛4天。经如期至，经前七八天即发剧烈头痛，痛甚则恶心、呕吐，头昏、目眩，经来第二天头痛渐减，病历2年。就诊时头痛难忍4天，自觉月经将至，口干口苦，咽干咽燥，面热烦躁，睡觉不实，纳正常，二便利。舌红尖赤，苔薄白，脉弦。

诊断： 经前头痛（气血失和，风热上攻）。

诊治： 疏风清热，活血止痛。

方药： 当归25g、川芎20g、桃仁12g、炮姜5g、草节12g、白芍15g、制乳没各12g、羌活12g、防风15g、白芷15g、蔓荆子15g、菊花20g、天麻12g、黄芩15g、川黄连10g、焦三仙各12g。水煎，日1剂，分4次服，共7剂。嘱咐：下次经前如果头痛及时来诊。

2012年3月30日复诊： 经提前行第一天，近两日稍感头痛，面赤微热，口干口苦。依原法：当归25g、川芎20g、桃仁12g、炮姜5g、草节12g、白芍15g、羌活12g、防风12g、白芷12g、蔓荆子15g、菊花20g、天麻10g、黄芩12g、川黄连10g、延胡索20g、薄荷6g。水煎，日1剂，分4次服，5剂。

按

笔者早年多以逍遥散为主治疗经前头痛：疗效多不理想。细查病史病症：气血瘀滞，风火上攻者多。气郁致血瘀，气郁致火郁，故取宣散郁火、行气活血论治，临床见效快，远期疗效好，每次于月经前7天左右服药到经来3天后停，一般两个月经周期后，经前经行头痛不再复发。方由验方散偏汤合加味生化汤合成，来自民间的一张验方，对偏正头痛、雷头风、经行头痛等都有良效，真是“千方易得，一效难求”！

经行衄血

雷X，女，19岁，2013年1月5日初诊。

主诉：衄血3天，月经行第2天。患者从17岁冬末开始，每次经来前衄血，无问左右，随经期过后衄停，近半年来行经必有鼻腔出血且量多,致轻度贫血（血红蛋白90g/L）。常有鼻干鼻燥，面红面热，月经23～26天一行，经血量极少，经期3～4天，体瘦，纳少，口干，二便利。舌红，苔薄白少津，脉弦细（84次/分）。

诊断：行经衄血，治从倒经（血海热郁，气火上逆）。

诊治：养阴清热，降逆下气。

方药：麦门冬汤加味。麦冬60g、生地黄30g、玄参15g、炒黄芩12g、生晒参8g、炙甘草8g、生山药12g、清半夏20g、牡丹皮10g、赤芍12g、桃仁15g、大枣5枚。水煎，日1剂，7剂。

按

经行吐血衄血，治同倒经，都由血分热郁，气阴两虚而致。方用麦门冬汤加生地黄、玄参、牡丹皮、赤芍以凉血清热，半夏、桃仁引血下行，生晒参、山药、炙甘草补气养阴，如此则吐衄止，气阴振，月经自调。

经行呕吐

霍X，女，26岁，2013年1月7日初诊。

主诉： 饮食即吐第2天。近2年来每次月经前两天即发恶心、呕吐，经行则水米不进，饮入则吐，上腹不适，神疲神烦，到经行第3天逐渐减轻。就诊时经将至，小腹坠困，二便不适，睡眠不实易惊，无明显寒热，口干口苦，饮入即吐，上腹不适，二便正常，神烦倦困。舌淡红润，苔薄白，脉滑双关有力。

诊断： 经行呕吐（少阳气逆）。

诊治： 和解少阳，理气调经。

方药： 小柴胡汤加味。苍术15g、白术15g、柴胡25g、乌药12g、生晒参12g、姜半夏20g、炙甘草10g、炒黄芩12g、生姜15g、薤白20g、益母草20g。水煎，日1剂，频服，5剂。

按

经行呕吐为冲脉气盛，肝胃失和致胃气不降而发，予小柴胡汤加苍术、白术、乌药，最好于经前1周开始调服中药，常获良效。注意：苍术12g、白术12g，是笔者止吐的“神药”，无论何种原因引起的呕吐，加此二味频服，呕吐很快就会停止。

经行泄泻

刘X，女，29岁，2013年1月10日初诊。

主诉：近3年来每到经期即腹痛、腹泻，每次便前腹痛，泻后痛减，月经过后三四日腹泻自止，纳谷不匀，或脘腹不适，不耐劳累，常有心烦，喜睡眠，不实，现为上次月经第20天。舌淡红，苔薄白，脉弦。

诊断：经行泄泻（肝郁脾虚）。

诊治：疏肝健脾，理气调经。

方药：理中汤合逍遥散加减。红参10g、炒白术15g、炙甘草10g、干姜10g、当归25g、炒白芍15g、茯神15g、防风15g、柴胡10g、柏子仁20g、炒酸枣仁15g、薄荷10g。水煎，日1剂，空腹服，7剂。嘱咐：每次经前5天许开始服10剂，坚持3个周期。

按

脾气不足，中焦虚寒，经行则肝气用事，致肝木克土、升降失司而泄，理中汤合逍遥散加减最宜，依时坚持用药方可久安。

经期外感

1. 于X，女，27岁，2013年2月21日初诊。

主诉： 两年来每于月经来临即感冒，头昏头闷，咽干口燥，情郁心烦，时有发热但体温不高，月经过后感冒渐愈。经期易泻，平时大便正常。现经如期至，经期4～6天，血不多，经来第2天。舌淡红，苔薄白，脉滑。

诊断： 经行外感（血海空虚，邪乘虚入）。

诊治： 和解少阳，理气调经。

方药： 小柴胡汤加味。柴胡25g、生晒参10g、制半夏15g、黄芩12g、生地黄15g、炙甘草10g、瓜蒌30g、龙眼肉15g、生姜15g。水煎，日1剂，7剂。特别嘱咐：下次月经将来时再服7剂即可。

2. 耿X，女，24岁，2013年4月12日初诊。

主诉： 经行第2天感冒，怕冷发热，胸闷胁痛，口苦咽干，头昏目眩，干呕心烦，从前天晚上发现神志恍惚，语言错乱，次日早上醒来后神情如常，昨晚又发，家人陪诊。经行不畅，血少夹块，小腹疞痛，二便正常。舌质红，苔薄白，脉弦。体温 37.6℃。

诊断：经行外感（热入血室）。

诊治：和解少阳，清热安神。

方药：小柴胡汤加味。柴胡 25g、生晒参 10g、半夏 15g、炙甘草 8g、炒黄芩 12g、瓜蒌 40g、生地黄 18g、益母草 20g、生姜 15g、大枣 5 枚。水煎，日 1 剂，空腹服，5 剂。

按

妇人半产、经期、经后、产褥期外感，常易在感冒的症状期出现短暂性神志昏昧、语言错乱，一般发生在夜间。于临床上白天也有出现一些神志症状的，查西医学对此类症状的描述，没有确切的认识。中医认为是血海空虚，热入血室而发，方选小柴胡加生地黄、瓜蒌、益母草，疗效肯定，一般服药5～7剂即愈，极少复发。

此类病症，医者切不可按精神病论治，戕害无辜！临床所遇特别是年轻女子，蒙此冤误者时常有之。

更年期综合征

1. 司 X，女，48 岁，2014 年 4 月 10 日初诊。

主诉：潮热阵汗，神情不安，情急烦悸，热发则面胸潮红，随即汗出，入睡困难，噩梦纷纭，稍有不顺意事则大发脾气，久久不能平静，月经量少，去年秋以来行经两次，近 70 天未行。纳正常，二便调，常有腰困，烦渴不喜饮水。舌红，苔薄白，脉弦数（90 次 / 分）。血压 140/90mmHg。心电图示：窦性心动过速。检查：FSH（卵泡刺激素）14.5 IU/L，E_2（雌二醇）42.3 pg/ml，孕酮 0.2 ng/ml，LH（黄体生成激素）15. 4 IU/L。妇科彩超查：子宫 4.6cm × 2.8cm × 3.5cm，内膜厚 0.4cm，未见器质性病变。

诊断：郁证（肝肾阴虚，肝郁气滞）。

诊治：调和阴阳，养心安神。

方药：二仙汤合甘麦大枣汤。仙茅 15g、仙灵脾 10g、巴戟天 15g、当归 15g、知母 18g、黄柏 15g、柏子仁 20g、炒酸枣仁 15g、川芎 10g、炙甘草 10g、茯神 12g、小麦 20g、薄荷 10g、大枣 10 枚。水煎，日 1 剂，空腹服，7 剂。

2014 年 4 月 21 日复诊：已服 7 剂，潮热阵汗有减，情绪较前安静，睡眠尚可。依上方：仙茅 15g、仙灵脾 10g、巴戟天 15g、当归 15g、黄柏 15g、知母 18g、炒酸枣仁 20g、柏子仁 20g、川芎 12g、炙甘草 10g、茯神 15g、小麦 20g、龙眼肉 20g、栀子 12g、淡豆豉 12g。10 剂。

2. 艾 X，女，50 岁，2014 年 4 月 14 日初诊。

主诉：经血又多，38 天不休。从去年 7 月经来血多期长，月经周期 15 ~ 70 天，不规律。上次月经 70 天方行，现已经行 38 天不止，腹不痛，二便下坠，短气、动则更甚，心悸怔忡，头昏耳鸣眼花，食欲好，喜寐，二便正常，腰困日久，手足发冷，双睑淡红，唇苍淡燥，面黄白虚浮，下肢水肿（+）。舌淡胖，脉弦大。

诊断：崩漏（血虚气陷，经血不固），更年期功能失调性子宫出血。

诊治：急则治标，补气固脱。

方药：固气汤加减。红参 15g、党参 15g、生黄芪 30g、炒白术 15g、茯苓 15g、炙甘草 6g、当归 25g、生地黄 20g、熟地黄 20g、杜仲炭 15g、山萸肉 15g、远志 15g、五味子 10g、黑荆芥穗 10g、砂仁 6g。水煎，日 1 剂，空腹服，6 剂。

2014 年 4 月 21 日复诊：服药第 3 天下血明显减少，就诊时血止第 3 天，短气乏力稍减。经血止急宜补气生血：好鹿茸（研冲）3g、生黄芪 30g、当归 25g、生晒参 12g、炒白术 15g、茯苓 15g、炙甘草 6g、生地黄 20g、熟地黄 20g、炒白芍 12g、川芎 12g、柏子仁 20g、炒酸枣仁 15g、陈皮 12g、厚朴 15g、苍术 12g、猪苓 12g。水煎，日 1 剂，10 剂。嘱咐：下次月经来潮第 2 天须复诊。

3. 耿 X，女，52 岁，2014 年 4 月 22 日初诊。

主诉：失眠心烦两年。去年秋天以来经血量少、延期，近 3 个月来经未行，失眠心烦更加。潮热阵汗，面及胸背阵阵赤热，头闷心慌，或发短气，咽干口燥。舌红，苔白乏津，脉弦数。

诊断：失眠（阴血亏虚，心肾不交），更年期综合征。

诊治：交通心肾，养血安神。

方药：仙茅15g、仙灵脾10g、巴戟天15g、当归15g、知母18g、黄柏15g、生地黄30g、柏子仁25g、炒酸枣仁15g、炙甘草12g、小麦30g、大枣10枚、栀子15g、淡豆豉15g。水煎，日1剂，空腹服，10剂。

按

更年期是妇女绝经前后一个特殊时期，这个时期的表现首先是情绪不稳定，或者月经不规律。究其原因，主要是冲任日衰、肝肾阴虚所由。因此，调补肝肾，养血安神为大法。《中医方剂临床手册》载二仙汤，为主方、效方，不论血压高低均宜。常合甘麦大枣汤、酸枣仁汤、防己地黄汤能取良效，但需对证多服为宜。因为更年期是一个比较漫长的过程，一定要守法守方，症状表现明显时服用汤剂，病情安稳时可改为丸、散巩固。功能紊乱出血成崩成漏者，经期3天内宜调，3天后补气固冲止血，血止后仍宜上法调治。

妊娠呕吐

1. 刘X，女，26岁，2002年4月13日初诊。

主诉：恶心呕吐，食欲不振8天。停经49天，近5天来恶心呕吐，不能进食，近两日饮食入口则吐，怕闻烧烤烹炒油味，四肢无力，困倦烦躁，乳房胀疼，饥渴而胀气上顶，小便频涩，喜暖怕冷，大便少解。舌淡红，苔薄白，脉缓（62次/分）。尿妊娠试验(+)。彩超示：子宫大小、形态正常，宫内可见圆形光环并见到卵黄囊。

诊断：妊娠恶阻（中虚气弱，胎气上逆）。

诊治：益气降逆，和血安胎。

方药：干姜10g、生晒参15g、清半夏20g、苍术12g、白术12g、紫苏叶6g、黄连3g、当归10g、白芍40g、茯神15g、泽泻20g、川芎10g。水煎，日1剂，频服，10剂。初期应直肠给药。

2. 杜X，女，27岁，2004年4月7日初诊。

主诉：停经73天，仍干呕恶心不能食，所有食物气味闻到则泛恶，近3天饮水亦吐，咽干口苦，常觉感冒，忽寒忽热，困倦乏力，双乳憋胀或疼痛，心烦，睡觉不实，尿频，无尿急尿痛，大便两三日一解，脘腹气胀上顶。体温36℃。舌淡红尖赤，脉滑不力，右寸较有力。彩超示：子宫增大，胚囊直径4.8cm，胎心搏动152次/分。

诊断：妊娠恶阻（肝郁脾虚，胎气上逆）。

诊治：益气降逆，和血安胎。

方药：柴胡20g、生晒参12g、姜半夏15g、炙甘草10g、炒黄芩10g、苍术12g、白术12g、白芍30g、生姜15g、炒枳壳2g、炒厚朴3g。水煎，日1剂，频服，10剂。

3. 贾X，女，29岁，2012年7月12日初诊。

主诉： 干呕恶心不能食3个月。停经136天，平素食少纳呆，近3个月来干呕恶心，多数食品不能吃，选择辣味、酸味食品可以少吃一些，困倦异常，整日卧床，稍动则气短乏力更增，大便两三日解一次，便后气喘吁吁，尿频尿少，喜温怕冷，动则易汗，头昏昏欲睡，面黄少泽。舌大淡红，苔薄白中部腻，脉滑（74次/分）。

诊断： 妊娠恶阻（肝血太燥，肝气横逆，重伤脾气）。

诊治： 补益中气，养肝和肝。

方药： 傅氏顺肝益气汤加减。生晒参30g、当归30g、炒紫苏子30g、熟地黄15g、白芍15g、苍白术各10g、茯神12g、麦冬12g、陈皮10g、砂仁6g、炒神曲10g。水煎，日1剂，频服。调服时日宜长。

按

妊娠反应重者称为恶阻，以上病人是最常见的类型，对证用药如品茶慢服，随着药物服下，呕吐随即减轻，更有甚者，饮食入口即吐而服中药不吐，所以临床上遇妊娠呕吐者，一般都能配合。万一服药时仍呕吐不止者，改为直肠给药，一般用药两三天即可口服。案一、案二是最常见的妊娠恶阻类型。

产后发热

1. 刘X，女，32岁，1995年3月21日初诊。

主诉：第三胎产后第4天忽然发热怕冷，妇科诊为产时侧切伤口感染，即用大量青霉素联合甲硝唑静脉输注，至今6天高热不退（体温39.4℃）侧切伤口肿疼，头昏头痛，产后第11天，恶露不净，明显异味，大便不畅，尿少尿黄，无奶汁。舌淡红舌体胖，舌尖红，脉弦大无力。妇科检查：外阴右侧切口红肿不愈合，缝线深陷，有少量脓汁。化验血常规：白细胞计数10.6×10^9/L，红细胞计数3.0×10^{12}/L，血红蛋白90g/L，血小板计数100×10^9/L，淋巴细胞20%，中性粒细胞78%，平均血红蛋白浓度280g/L，平均红细胞体积72.0 fL。血沉：25mm/h。

诊断：产后发热（气虚火郁）。

诊治：补气生血，解毒消肿。

方药：当归补血汤加减。当归12g、生黄芪32g、知母15g、金银花20g、连翘18g、紫花地丁15g、瓜蒌40g、丹参20g、炮甲珠（研冲）6g、王不留行15g。水煎，日1剂，分4次，空腹喝，5剂。

1995年3月26日复诊：服药第2天发热怕冷停，体温36.2～36.9℃，至今日体温正常，乳汁仍少。令停用抗生素，因体虚劝改人工喂养婴儿。继服中药：生黄芪35g、当归12g、知母18g、金银花20g、连翘20g、瓜蒌45g、丹参20g、制乳没（包煎）各12g、炒黄柏15g、紫花地丁15g、焦三仙各15g，日1剂，分4次空腹喝，7剂。每日留中药液少许，浸纱布湿敷于外阴部。创伤愈合后重在补气生血、健脾开胃。

2. 贾X，女，28岁，2010年5月7日初诊。

主诉：产后发热第5天。产后12天，第7天起，忽发寒热，体温38～39.5℃不退第5天。汗出而热不退，身热不愿减衣被，口烦渴喜饮而饮水量不多，产前、产后不思饮食，或有泛恶干呕，大便两三日一解量少，头昏闷痛，形疲神倦，身体消瘦。产后12天恶露不减，小腹疼痛，压痛（±），奶水极少。舌体大淡红，舌尖赤，脉弦大。化验血常规：白细胞计数8.0×10^9/L，红细胞计数3.4×10^{12}/L，血红蛋白85g/L，血小板计数100×10^9/L，淋巴细胞36%，中性粒细胞60.4%，平均红细胞体积70.0fL，平均血红蛋白浓度270g/L。血沉：24mm/h。化验尿、便常规均在正常范围。

诊断：产后发热（气虚热郁，恶露不净）。

诊治：甘温除热，活血止血。

方药：生黄芪30g、当归25g、焦山楂25g、川芎12g、桃仁12g、丹参25g、神曲15g、炒鸡内金15g、川大黄5g、黑荆芥穗10g、益母草20g、红糖（化入）75g。水煎，日1剂，7剂。嘱其断奶，人工喂养。

按

从西医角度看产后发热主要原因是产褥感染，也有功能低下的发热论述。依产褥期感染当选用抗生素治疗，但是在临床上往往发热缠绵不退，产妇常常因此成“消耗体质”，在这种情况下及时服用中药补气生血，扶正祛邪，疗效很好！代表方为当归补血汤，有感染病灶者加消乳汤、五味消毒饮；小腹疼痛，恶露不净合加味生化汤。东垣当归补血汤对“证象白虎汤证”的产后发热疗效很好，如果没有并发症者单服当归补血汤即可。

先兆流产　习惯性流产

1. 张X，女，28岁，1980年3月3日初诊。

主诉：停经81天，从前天晚上12时许腰骶及会阴困痛，晨起发现暗淡“红带”，小腹酸困，大便不畅，即卧床休息。今早起来发现少量“红带”，腰困，大便下坠明显。平时带多清稀。仍有干呕恶心，择食但饭量正常，喜温怕冷，倦困喜静，口干口淡，一年前第一胎孕3个月流产。舌淡红，苔薄白，脉滑左寸有力。超声示：胎儿发育正常，长3.64cm，胎心152次/分，胎盘雏形清晰可见。

诊断：先兆流产（肝脾两虚，冲任受损）。

诊治：调肝养血，和血安胎。

方药：当归芍药散加减。当归20g、炒白芍60g、泽泻30g、茯神20g、川芎12g、生白术20g、丹参20g、川续断20g、炒黄芩12g、砂仁10g。水煎，分6次服，5剂。

1980年3月7日复诊：服药第2天腰困便坠不明显，“红带”再未出现，今天吃饭时干呕恶心减轻许多。遵原方服10剂以上，并嘱节制房事。

随访知患者生一足月男孩，体重3.4kg。

按

笔者给学生上课，讲《金匮要略》：“妇人怀娠，腹中㽲痛，当归芍药散主之。妇人腹中诸疾痛，当归芍药散主之。遂予服之，冲任和则气血调，腹痛止则胎自安。受此启发，于以后的保胎方案中刻意观测，潜心研究，确定当归芍药散为安胎保胎的“抓主证方”，经过多年的研究完善已制为成药，厘定方名安胎调经丹。

2. 康X，女，27岁，1986年4月3日初诊。

主诉：妊4产0，第四次怀孕第58天。24岁春天结婚，第一胎孕3个月，第二胎孕101天，第三胎3个月流产后7个月。现妊第四胎58天来诊：腰酸困，二阴重坠，带常多清稀，时有泛恶，饭量尚可，精神好，余无他苦。舌淡红，苔薄白，脉滑右寸有力。

诊断：习惯性流产（肝脾两虚，冲任受损）。

诊治：调肝养血，和血安胎。

方药：当归芍药散汤加减。当归 20g、炒白芍 60g、茯神 20g、泽泻 30g、川芎 15g、生白术 25g、杜仲炭 20g、川续断 20g、丹参 20g、炒枳壳 2g、炒厚朴 3g。水煎，日 1 剂，分 6 次服，5 剂。

1986 年 4 月 9 日复诊：腰骶困痛，二便下坠减，带多。依上方继续服 10 剂。

1986 年 4 月 21 日三诊：腰酸困，二阴重坠近日未发，带下较前少，饭量正常。停服汤剂改散：安胎调经丹 9g，4 小时 1 次，10 天后减为 6 小时 1 次，共服 1 个月。

1986 年 11 月 6 日随访，生一足月女孩，发育正常，体重 3.6kg。

3. 王 X，女，31 岁，1995 年 4 月 13 日初诊。

主诉：妊 6 产 0，结婚 10 年，妊 4 个月流产三次，妊 6 个月流产两次，第 5 胎流产后 1 年，停经 3 个月来诊：身高体胖（体重 86kg），干呕恶心，喜冷饮酸频，平时带多，近 3 个月无变化。腹不痛，腰不酸，大小便无下坠感，精神好，舌胖淡红，脉滑左寸有力。超声示：胎儿头径 3.84cm，发育正常，胎心 154 次 / 分，胎盘雏形清晰可见，位置偏低。

诊断：习惯性流产（肝脾两虚，中气不足）。

诊治：升举元气，和血安胎。

方药：升陷汤合当归芍药散加减。生黄芪 20g、升麻 5g、柴胡 10g、知母 18g、桔梗 6g、当归 12g、白芍 50g、茯神 15g、泽泻 30g、川芎 12g、生白术 20g、丹参 20g、川续断 15g、杜仲炭 15g、炒黄芩 15g、砂仁 10g。水煎，日 1 剂，分 6 次服，10 剂。医嘱：绝对卧床休息。

按

本案孕妇遵医嘱服药60余剂，前 1 个月每日1剂，以后2天1剂，特殊病例未服散剂。坚持卧床休息，产一足月健康男孩，体重3.8kg。安胎保胎主方仍为当归芍药散，但是胎盘位置偏低，施以“微观辨证”，合张锡纯氏升陷汤升举元气以固胎。患者来诊时已经流产5次，孕第六胎终于足月成功分娩，也是笔者多年来安胎保胎遇到流产次数最多的1例。依笔者临床观察，胎盘低置与内脏下垂同理，所以当归芍药散合升陷汤，医者，意（艺）也。笔者在后来的保胎过程中遇到胎盘低置、前置胎盘的都用此法。

4. 庞 X，女，28 岁，2011 年 5 月 11 日初诊。

主诉：妊 3 产 0，第一胎 52 天流产，第二胎 48 天流产后 14 个月又停经 31 天。尿妊娠试验（++），基础体温 37.4℃持续第 18 天。自觉无临床症状，身体健康，带下量多。舌淡红润，脉缓（62 次 / 分）。

诊断：先兆流产（肝脾两虚，冲任不固）。

诊治：调肝养血，和血安胎。

方药：① 安胎调经丹 9g，4 小时 1 次，冲服。②维生素 E 100mg，日 2 次，口服。③ 黄体酮注射液 20mg，日 1 次，肌肉注射，共用 32 天。

2011 年 6 月 18 日复诊：遵医嘱用药到 6 月 14 日，出现干呕、恶心，不能进食，今晨起水入即吐，小腹不适，尿频。乳房憋满，乳晕色深。无下坠漏红。舌淡红，苔薄白润，脉滑双关明显（72 次 / 分）。彩超报告：宫内可见妊娠环，可见胎芽、胎心搏动。改散为汤和胃止呕，安胎保胎：苍术 12g、白术 15g、干姜 10g、生晒参 15g、制半夏 20g、当归 20g、白芍 60g、茯神 20g、泽泻 30g、川芎 15g、丹参 20g、川续断 20g。水煎，日 1 剂，频服。

按

妊娠早期与妊娠中、后期保胎方案不同。其一，孕期10周内应配合黄体酮或人绒毛膜促性腺激素肌注，补充妊娠早期的黄体不足方妥，不拘中西，越早越好。其二，在安胎保胎的过程中伴随着妊娠呕吐，有的反应剧烈，甚者水米不进，在保胎方案中加入或间服干姜、人参、半夏合苍术、白术，和胎止吐效果方好。实在呕吐水米不进者改为直肠给药，也是个好办法。其三，饮食方面能吃什么就多吃点，不必拘泥饮食营养比例，将就度过反应期就是。若到妊娠中、后期则专注保胎，单服安胎调经丹即可。安胎保胎为笔者专门研究的课题，在临床保胎过程中常遇到的兼证及相关处方化裁多体现于病案中，通过几十年的临床研究，安胎调经丹（协定方：当归10g、炒白芍50g、川芎10g、炒白术12g、茯苓12g、泽泻25g、丹参15g、炒枳壳1.5g、炒厚朴2g、川续断15g、炒黄芩10g。根据用量加倍，研末，每次6g，日3~6次，温开水，可加蜂蜜，冲服）。保胎疗效肯定，在服用过程中，千万不要随便使用补剂！有明显的腹胀气顶者，加炒枳壳2g、炒厚朴3g，少予行气消胀；二便下坠明显，或胎盘低置、前置胎盘，合升陷汤升举胎元；妊娠早期呕吐剧烈，不能进食者合干姜人参半夏丸改汤频服。除此之外千万不要随便使用补剂。

恶露不尽

1. 邹X，女，32 岁，2012 年 7 月 17 日初诊。

主诉：产后 42 天仍恶露量多，出血淡红，或带中夹血，小腹不适，腰背酸困，大小便不畅，纳呆食少，奶量不少但质稀。舌暗淡，苔薄腻，脉弦大。

诊断：恶露不尽（气虚血瘀）。

诊治：健脾助运，祛瘀生新。

方药：炙黄芪 35g、当归 25g、焦山楂 25g、炒神曲 15g、川芎 12g、桃仁 12g、丹参 45g、黑荆芥穗 10g、益母草 32g、王不留行 15g、白蔻仁 6g、砂仁 6g、红糖 75g（化入）。水煎，日 1 剂，空腹喝，5 剂。

2012 年 7 月 24 日复诊：从昨天恶露干净，带下量多，纳较前有加。重点调脾胃以生乳汁：生晒参 6g、生黄芪 32g、当归 25g、焦山楂 25g、炒神曲 15g、川芎 12g、桃仁 12g、丹参 20g、益母草 15g、王不留行 15g、苍术 10g、白术 10g、川大黄 5g、白蔻仁 6g、砂仁 6g。水煎，日 1 剂，空腹喝，7 剂。

2. 刘 X，女，28 岁，2012 年 8 月 18 日初诊。

主诉：产后 48 天，恶露不尽，时夹血块，小腹困痛，出血多或下血块后腹痛减轻，小腹压痛（++），食欲好，母乳不多，人工喂养，身体复原好。舌暗淡红，舌下络脉瘀滞，脉弦。

诊断：恶露不尽（瘀血留驻，新血不能归经）。

诊治：祛瘀生新，活血止血。

方药：加味生化汤。当归 25g、焦山楂 25g、川芎 12g、桃仁 12g、丹参 45g、制乳香（包煎）12g、益母草 32g、黑荆芥穗 10g、王不留行 15g、炮姜 5g、三七（研冲）5g、红糖 75g（化入）。水煎，日 1 剂，空腹喝，7 剂。

按

产后恶露已经3周仍不干净，当从病治。从西医角度分析，认为此病属妇科平时有慢性炎症；或宫缩乏力，致胎盘或胎膜不能排出，子宫不能复原；或过度劳累而致恶露不尽。中医认为产时过度伤其经血，致使气血虚损收摄无力，亦有气虚血瘀而恶露不尽。生化汤、加味生化汤两方最宜。

乳痈（急性乳腺炎）

1. 梁X，女，25岁，2010年3月12日初诊。

主诉： 高热怕冷两天。产后27天，近1周来双乳胀疼，右侧明显，近3天右乳疼痛不能触，继发寒热，体温39~40℃已2天。昨天起用感冒退热药不效。食欲不振，高热寒战，头痛头胀，右乳房搏动性疼痛，喂奶时更疼，乳汁排出不畅。右乳房红肿灼热，7点至11点处触痛（++）。右腋下淋巴结肿大如桃核，触痛（+）。大便一两日一解，尿黄灼热，口干咽燥。舌鲜红，脉滑数。化验血常规：白细胞计数 $1.53\times10^9/L$，中性粒细胞86%。彩超示：右乳炎性肿块，边界欠清，内部回声增厚增强，伴无回声小暗区。报告：急性乳腺炎（右）。

诊断： 乳痈（结乳肿疼）。

诊治：清热解毒，消肿止疼。

方药：消乳汤加减。知母 20g、金银花 20g、连翘 20g、瓜蒌 40g、丹参 20g、蒲公英 20g、白芷 15g、炮甲珠（研冲）5g、制乳没（包煎）各 12g、红藤 20g。水煎，日 1 剂，分 4 次饭后服，2 日内服 3 剂。

2010 年 3 月 15 日复诊：服药第 2 天寒热减退，乳痛减轻。今天来诊时红肿触痛减轻，乳汁仍不畅。嘱勤吸吮，尽量排净乳汁，上方炮甲珠改为皂角刺 20g，日 1 剂，继服 7 剂。

2. 刘 X，女，26 岁，2015 年 5 月 7 日初诊。

主诉：产后 21 天，3 天前先有双乳胀疼，未在意，昨天早晨忽发寒热，左乳红肿热痛，乳汁不畅，喂奶时更疼，头痛头胀，不想吃饭，口干口渴，大便两日不解，小便灼热黄赤。左乳触痛（++），左腋下淋巴结肿大、触痛。舌质红尖赤，脉滑数。体温 39.4℃。彩超示：左乳外上象限示不均匀的液暗区，边缘模糊，暗区后回声增强，未见分层，左腋下淋巴结肿大。报告：急性乳腺炎脓肿形成。化验血常规：白细胞 $1.48 \times 10^9/L$，中性粒细胞 86%。

诊断：乳痈成脓（结乳成痈）。

诊治：清热解毒，透达消痈。

方药：透脓散合消乳汤。生黄芪 20g、炮甲珠（研冲）5g、当归 15g、川芎 12g、皂角刺 15g、知母 20g、金银花 20g、连翘 20g、瓜蒌 45g、丹参 20g、制乳没（包煎）各 12g、蒲公英 20g、白芷 15g。水煎 2 次，分 4 次服，2 日 3 剂，6 剂。

2015 年 5 月 12 日复诊：寒热停，体温 37.0℃。左乳红肿热痛明显减轻，嘱其勤吸吮乳汁，帮助消脓排脓。方药：生黄芪 20g、炮甲珠（研冲）5g、当归 12g、川芎 12g、皂刺 18g、知母 20g、金银花 20g、连翘 20g、瓜蒌 45g、丹参 20g、制乳没（包煎）各 12g、蒲公英 25g、白芷 15g、陈皮 10g。水煎，分 4 次服，日 1 剂，7 剂。

2015 年 5 月 21 日三诊：脓汁幸未溃破，硬肿全消，但分析脓汁仍有停滞。5 月 12 日方药减为 2 日 1 剂，7 剂。

3. 门 X，女，27 岁，2016 年 7 月 23 日初诊。

主诉：产后 12 天感冒，高热寒战第 2 天，服感冒退热药症不减来诊。体温 39.7℃。问之胸乳有点疼，左乳明显。咽干口渴，周身疼痛，寒热不休，大便一两日一解，尿涩尿少，恶露连连。舌胖尖赤，脉数不力。望诊：双乳憋胀，左乳外上红肿，触痛（++）。

诊断：乳痈（结乳成痈），急性乳腺炎。

诊治：解毒消肿，散结止痛。

方药：金银花 30g、连翘 20g、知母 20g、瓜蒌 45g、丹参 25g、制乳没（包煎）各 15g、蒲公英 20g、白芷 15g、炮甲珠（研冲）5g。水煎，日 1 剂，频服，4 剂。

2016 年 7 月 28 日复诊：服药第 1 天晚上寒热止，晚上最高体温 37.5℃。乳胀乳痛已消，左乳触痛（+）。上方继服 5 剂，以防再发。乳腺炎及时服用本方，寒热退乳痈消，在预料之中。

按

急性乳腺炎是产褥期妇女常见病，在临床上不在哺乳期亦有发生，病人常常以为感冒发热就诊。用《医学衷中参西录》消乳汤处方加大用量，疗效绝佳！未化脓期及时服该方3天就可消除症状，早期脓少合透脓汤消肿消脓见效很快，极个别已经明显化脓量多者，在切开引流排脓时仍须服透脓散合消乳汤，无论早期还是化脓后切开引流期，都比使用各种抗生素疗效好、疗程短。

催奶下乳

1. 孔X，女，28岁，2010年4月13日初诊。

主诉：第一胎产后17天，奶极少，乳房憋胀，体健康，恶露已净，纳好，二便调。无他症状。

诊断：产后乳少（肝郁气滞，乳汁不畅）。

诊治：疏肝理气，通经下乳。

方药：通乳汤加减。生地黄15g、白芍15g、当归25g、川芎12g、青皮12g、柴胡12g、桔梗6g、漏芦10g、通草6g、草节6g、天花粉12g、白芷12g、王不留行15g、炮甲珠（研冲）3g、路路通10g。水煎，日1剂，分4次，饭后1小时服，5剂。

2. 刘X，女，26岁，2014年7月17日初诊。

主诉：第一胎产后15天乳汁少，乳房微胀，纳好，二便利，恶露少许。舌红，苔薄白，脉弦大。

诊断：产后乳少（肝郁气滞，乳汁不畅）。

诊治：疏肝理气，通经下乳。

方药：通乳汤加减。青皮12g、柴胡12g、生地黄15g、赤芍15g、当归30g、川芎12g、桔梗6g、漏芦10g、通草6g、草节6g，天花粉12g、白芷15g、王不留行15g、炮甲珠（研冲）4g、黑芝麻15g、白蔻仁6g。水煎，日1剂，分4次，饭后1小时服，5剂。

按

一般中药催奶5剂即可。诵读《傅青主女科》产后论治，有催乳下奶二方，即生乳丹和下乳汤。在我国实行计划生育政策以前，多数妇女温饱不周，过多生育，致身体虚弱，气血不足而无奶，多用生乳丹取效。而现代人营养丰富甚至营养过剩，首先是食多气郁，致气血不畅而乳汁不下，法当调血理气下乳，并嘱产妇生活规律，节制饮食，少食油腻为宜。选生乳丹和下乳汤效佳，经多年观察，已厘定下乳汤为催奶的协定处方。虚人无乳临床上也能见到，现代人的家属和医生对于这种体质不主张母乳。

产后溢乳症

冀X，女，27岁，2011年3月11日初诊。

主诉：产后20天奶不少，自产后3天开始泌乳，奶汁自溢不止，纳正常，出汗多，少气乏力，二便正常。舌质红，体大，脉弦大。

诊断：溢乳症（气虚不固，热郁乳溢）。

诊治：补气固摄，清热凉血。

方药：生黄芪30g、当归12g、煅牡蛎15g（先煎）、浮小麦30g、麻黄根12g、知母20g、金银花20g，连翘20g、瓜蒌20g、生地黄15g、丹参20g。水煎，日1剂，分4次，饭后1小时服，10剂。

按

产后溢乳不止与溢乳症不同，单纯的溢乳症是指男性或女性不在哺乳期，但有乳汁或乳汁自流不止，系由体内催乳素分泌过多而致，病因复杂。案中所列是指哺乳期女性乳汁自溢不休，不单是喂乳前后。其因多由气虚火郁而发，依证处方，坚持2周治疗，效果很好。

卵巢囊肿

霍X，女，37岁，2011年3月3日初诊。

主诉：于妇科普查做彩超，发现卵巢囊肿，左侧附件5.2cm×4.6cm囊性包块，边界清晰。下腹部压痛触痛（±）。平时带多有味，色黄白相间。月经正常。大便两三日一解。

诊断：卵巢囊肿（微观辨证：湿热壅滞）。

诊治：清热利湿，活血散瘀。

方药：生黄芪20g、当归25g、川芎12g、皂角刺18g、海藻15g、夏枯草15g、三棱12g、莪术12g、制南星6g、薏苡仁20g、白芥子12g、赤芍12g、桃仁12g、大黄12g、牡丹皮5g。水煎，日1剂，空腹喝。15剂后彩超复查。

按

卵巢囊肿是妇科常见病、多发病，笔者早年行医时彩超检查不普及，此病最易漏诊，常发生卵巢囊肿蒂扭转的急腹症。自彩超普及后才得以明确诊断。它是个液性而有形的包块，多伴有带下、盆腔积液等妇科炎症。受《小说中医》的作者张大明先生启发，微观辨证液性包块从湿热壅滞论治，以透脓汤合消囊肿汤加减，一般服药15~30剂囊肿即可消失。完全可以免受手术之苦。

内脏下垂（胃下垂、脱肛、子宫下垂、腹股沟斜疝）

1. 段X，女，38岁，1992年3月11日初诊。

主诉：两年来脘腹饱胀不适，稍食多则腹痛隐隐或疼痛不休，致不敢多食，食后喜卧。站立劳作时间稍长则脘腹不适，或者疼痛。常发头昏短气，嗳气呃忒，一般不吞酸。便滞便秘，神烦闷失眠。月经正常，带下绵绵。腹部触诊：胃区振水音不明显，上腹部触及明显的腹主动脉搏动。舌暗淡红，苔薄中后部腻，脉弦大。血压：82/48mmHg。X线报告：无力型体质，肋间隙宽，桶状胸，肝脾位置下移。胃肠钡餐造影示：横结肠下移。胃小弯弧线最低点位于髂嵴连线下8cm。中度胃下垂。饮水后超声波探测：胃下缘移于盆腔内。

诊断：虚劳（中气下陷）。

诊治：升举中气，行气导滞。

方药：补中益气汤加味。鹿茸（研冲）3g、黄芪18g、生晒参10g、生白术15g、炙甘草6g、当归12g、陈皮15g、升麻5g、柴胡6g、桔梗6g、枳实20g、枳壳20g、川大黄6g。水煎，日1剂，空腹分3~4次服，14剂。配合针刺：（1）足三里（双侧），气海，天枢（左侧），中脘。（2）三阴交（双侧），关元，天枢（右侧），下脘。中药、针灸2

周1疗程。

1992年4月3日复诊：上方20剂，近来头昏气短很少发生，脘腹闷胀减轻，食量正常，腹痛很少发作，大便一两日一解，便滞不畅未发。神情安定，每晚能睡6小时以上。血压94/60mmHg。胃肠钡餐造影：胃小弯弧线最低点位于髂嵴联线下4cm。上方改为2日1剂，中药坚持再服1个月以上。加强锻炼，争取每次餐后平卧1小时。

按

在笔者早年行医期间，由于当时人们都是不同情形地以体力劳作为生，加之饥饿劳碌，中气重伤，胃下垂及内脏下垂是临床常见病症，不一定是“无力型体质”。因此在1986年后专门对虚劳进行了研治，治疗方案如上。针药并用，疗程1个月以上，大部分病人疗效理想。施针手法宜补，不可用泻法。中药补中益气汤须重加枳实、枳壳，少加大黄，不然效果不好。案中病例自圆其说也是微观辨证，其实是借助X线知道了内脏下垂后，依中气下陷的脱肛、阴挺的治法，但疗效比脱肛、阴挺治疗效果好。

2. 杜X，女，39岁，1992年2月26日初诊。

主诉：3年来解大便时“肛门”脱出，便后用力提气肛门肿物方可回复，常有腹泻下坠，便不净感。肛肠科检查：

用力屏气后肛门口可见圆形，粉红色，表面光滑肿物，黏膜皱襞呈放射状。长度约 2cm，指检感肛门括约肌无力，触及两层折叠的黏膜。诊为直肠黏膜脱垂（轻度）。体消瘦（44kg，身高 176cm）。饮食正常，食后脘腹常有饱胀不适。舌淡红体大，苔薄白，脉弦大。

诊断：脱肛（中气下陷）。

诊治：升举中气，行气导滞。

方药：补中益气汤加味。生黄芪 20g、生晒参 10g、炒白术 10g、炙甘草 12g、升麻 5g、柴胡 8g、防风 10g、当归 12g、陈皮 15g、炒枳壳 30g、薤白 25g、桃仁 12g、马尾连 15g、诃子 12g。水煎，日 1 剂，空腹喝。

配合针灸：（1）：每天艾条灸百会 20 分钟，上髎（双侧）、次髎（双侧）、长强，五穴针刺，行针施补法。（2）：足三里（双侧）、气海、天枢（双侧），五穴针刺施补法，百会穴艾灸。疗程：两个月共 40 剂（次）。配合提会阴、肛提肌运动，每天坚持 40 分钟以上，并且养成习惯。

3. 杨 X，女，43 岁，1992 年 3 月 2 日初诊。

主诉：腰骶酸困，小腹下坠，小便费力两年。患者生育 7 胎，身体消瘦，近两年来腰酸腹坠尿不畅，多走及下蹲时更甚。大便日一解。带下量多，色黄味腥。月经正常。妇科内诊为Ⅱ度子宫脱垂伴阴道前壁脱垂。

诊断：阴挺（中气下陷，气虚火郁）。

诊治：补气升提，清热除秽。

方药： 补中益气汤合椿树根丸加减。生黄芪 20g、生晒参 10g、鹿茸 3g（研冲）、生白术 15g、炙甘草 6g、当归 25g、升麻 6g、柴胡 6g、陈皮 10g、枳实 30g、藁本 10g、茵陈 15g、椿白皮 25g、高良姜炭 10g、赤芍 12g、炒黄柏 15g。水煎，日 1 剂，空腹服，30 剂。医嘱：平卧运动：提会阴，肛提肌锻炼，每次 15 分钟，日 3 次。劳立活动时宜暂用子宫托。

按

胃下垂、脱肛、子宫脱垂、腹股沟斜疝、切口疝、食管裂孔疝，综由脾胃气虚，中气下陷为主因，补气升提为治疗大法。配合针灸，针对性锻炼，辅助物理疗法坚持半年以上，轻中度的下垂下陷疗效很好，如果是重度的脱肛、子宫脱垂、腹股沟斜疝，还是手术为宜。

带下病

1. 高 X，女，37 岁，1985 年 5 月 21 日初诊。

主诉： 带下量多，黏稠色青，有时如绿豆汁，自觉味腥难闻，阴内灼热，外阴灼痒，妇科内诊：宫颈轻度糜烂，阴道充血，布青绿色分泌物。外阴微肿。心烦神郁，睡觉不实，纳谷不匀，大便一两日一解，尿常黄不适，口干咽燥。舌暗红，苔薄白，脉弦。

诊断：青带（肝气郁结，郁火挟湿）。

诊治：疏肝解郁，清热利湿。

方药：傅氏加减逍遥散。柴胡 15g、茯神 15g、白芍 15g、炙甘草 6g、炒栀子 15g、茵陈 15g、陈皮 12g、椿白皮 25g、高良姜炭 10g、炒黄柏 15g。水煎，日 1 剂，空腹服，5 剂。

1985 年 5 月 29 日复诊：共服 6 剂，青绿带消失，阴内灼热及外阴灼痒明显减轻，神情较前安静，仍有心烦。原方继服 10 剂。

2. 高 X，女，29 岁，1998 年 7 月 13 日初诊。

主诉：带多味大，其色如酱，小便灼热，大便干结，心烦易怒，语音高亢，情绪激动，面黄暗赤，身热喜凉，口渴喜饮，睡眠不实或失眠。舌绛尖赤，苔黄中后部厚燥，脉弦数（93 次 / 分）。

诊断：黑带（郁火内伏，夹湿带下）。

诊治：清热解毒，利湿除带。

方药：傅氏利火汤加减。大黄 15g、黄连 12g、炒黄芩 12g、盐黄柏 12g、炒栀子 15g、生石膏（先煎）30g、知母 15g、白术 15g、茯苓 10g、车前子（包煎）10g、王不留行 12g、刘寄奴 12g。水煎，日 1 剂，空腹喝，5 剂。

1998 年 7 月 20 日复诊：服 5 剂后，大便每日解一两次，便软或稀，神情较前安宁，黑带基本消失，带下量少色青，情绪安定，仍有口苦口干，怕热喜凉，上方改为2日1剂，7剂。傅氏言6剂痊愈，本例患者先后服15剂方愈。随访：黑带再未犯。

3. 杜X，女，34岁，1998年8月20日初诊。

主诉：带中夹血或下红带6个月。每因劳累或房事后发现或加重，曾几次妇科内诊有充血、阴道炎。经同事介绍来诊。素体虚弱，不耐劳累，腰骶酸困，手足秋冬冰冷，至夏灼热手汗，纳可而体瘦，大小便利。舌淡红，苔薄白，脉细。

诊断：赤带（脾肾气虚，郁火扰血）。

诊治：调补脾肾，清热利湿。

方药：引精止血汤（依交感出血施治）。生地黄20g、熟地黄20g、炒白术30g、生晒参15g、茯神15g、山萸肉15g、车前子（包煎）12g、炒黄柏15g、高良姜炭10g、荆芥穗炭10g、杜仲炭15g、香附12g、小黑豆20g。水煎，空腹服，5剂。

1998年8月31日复诊：服中药5剂，停药4天，近1周红带及带中夹血未发现，精神较前好，纳仍差。守方再服：生地黄20g、熟地黄20g、炒白术30g、生晒参15g、茯苓15g、山萸肉15g、车前子（包煎）10g、炒黄柏15g、高良姜炭6g、黑荆芥穗6g、杜仲炭15g、小黑豆20g、香附12g、白蔻仁6g、砂仁10g，10剂。月经期间停服3天，经行后继续调治。

按

带下量多绵绵不休，是多种妇科疾病的一个症状，于临床上疾病痊愈带下随之干净。但是有一部分带下病查不出明显的疾病，可是带多不休。最常见的是白带、黄带，其次是青带、赤带、黑带。白带用完带汤伴服金匮肾气丸，黄带处方易黄汤合椿树根丸或四妙散，青带选加减逍遥散，赤带、带中夹血均宜从交感出血论治选傅氏引精止血汤最宜，黑带选利火汤。带分五色，唯傅氏能对妇人之隐疾这样概括明了，并能收到理想的疗效！因此《傅青主女科》是中医妇科的必读书！要注意的是傅氏处方用药比例悬殊，其处方最好依用量比例记诵为宜！比如一个完带汤中，白术、山药各30g，而黑芥穗、柴胡、陈皮才各2g，药量竟然相差15倍！学者不可不知。

儿科

发育迟缓

1. 薛X，男，5岁，1996年1月12日初诊。

代诉：自幼软弱无力，语言迟慢，健忘，大多数时候记不清吃过什么。理解能力差，数5以内数字出错，10以内困难。表情木讷，饮食正常，二便利，遗尿，常流口水。体格发育正常（身高135cm、体重24kg、头围54cm），伸舌自如。头颅CT示：大脑沟回增宽变深，喻为“80岁老人图像”，脑室对称性扩大，脑积水。儿科放弃治疗。患儿系笔者的表外甥，故来诊。

诊断：五迟（气血水痰闭阻清窍）。

诊治：益气升阳，活血利水开窍。

方药：混元丹加减。红参10g、茯苓15g、赤芍12g、鳖甲15g、牡蛎15g、三棱10g、莪术10g、炒枳壳10g、青皮10g、柴胡12g、升麻3g、炒鸡内金15g、炮甲珠（研冲）5g、皂角刺15g、茵陈15g、红花15g、川大黄5g，水煎，2日1剂，空腹服，30剂。

1996年3月18日复诊：上药30剂，动作较前稍快，行走步态较前稳，语言可以辨别。问讯对答，基本能知道早饭、晚饭都吃过的具体食物。遗尿少发，口水减少，运算能力仍差。

依上方30剂，间服苏合香丸1/3丸，日1次。汤剂两三日1剂。

1996年6月21日三诊： 语言清楚可辨，问讯饭食，能够清楚地记得上两顿饭各吃了些什么。读数能顺利数到10以上。动作协调，行动仍慢。近2个月不流口水，遗尿未发。仍依上方两三日1剂，配合苏合香丸1/3丸，日1次。

1996年10月26日四诊： 患者稍能沟通交流。综上方案改散：红参50g、茯苓80g、赤芍60g、鳖甲80g、牡蛎80g、三棱60g、莪术50g、炒枳壳60g、青皮60g、柴胡50g、升麻25g、炒鸡内金80g、炮甲珠（研冲）60g、菖蒲80g、郁金60g、苏合香50g、茵陈100g、红花100g、川大黄30g，共研极细末，每服3g，日3次，空腹服。

1997年7月13日五诊： 患者共服中药70多剂，散剂两料。语言动作基本正常，10以内数字能准确诵读，5以内加减法能运算，减法仍慢。遗尿、流口水近半年来未发现。神情较上一年灵活。头颅CT示，与1996年1月10日CT片对照：大脑沟回显示基本正常，脑室明显缩小。少量积液。年长智增，能服丸药：生晒参30g、赤芍60g、鳖甲100g、生牡蛎80g、茯苓60g、青皮50g、柴胡50g、炒枳壳50g、炒鸡内金60g、莪术60g、三棱60g、红花80g、炮甲珠50g、皂角刺60g、茵陈80g、菖蒲75g、郁金50g、人工麝香5g，研制丸重9g/丸，蜡壳封藏，每服1丸，日3次，空腹服。

按

该患儿系中医“五迟”中特殊病例，西医放弃治疗。因亲缘关系，家属信任笔者，依嘱坚持治疗3年，从言语行为和一般计数可以达到正常，孩子生性温顺勤快，平时生活都可自理。鼓励家长坚持智力训练，借第二性征发育期遵上方制为丸剂，加服微量元素制剂继续调治。

2007 年 1 月 3 日随访：患儿先后服药近 4 年，于 2006 年 12 月 27 日头颅核磁共振示：大脑双侧未见异常。并做 CT 片对比，医生告知家属头颅 CT 片正常。生活自理，念到初中，成绩仍差，已停药 6 年。家长认为患者已经好啦，只是不爱念书云云。混元丹治五迟疗效肯定，贵在患者及家属配合，坚持 3~5 年方可取得良效！

2. 高 X，男，9 岁，2015 年 10 月 7 日初诊。

代诉：患儿五官肢体发育正常，语言交流爽利，生性活泼好动。自上学后逐渐发现背不了课文，不会计算，10 以内数字分开单式加减可以，如果把加减混合运算则困难，且多数时间得不出差、和，无问乘除。喜饮水，饭量大，体超重（身高 150cm，体重 52kg），喜凉易汗，二便利，无癫痫病史。头颅 CT、核磁共振检查：脑室稍有增大，余未见异常。舌红，苔薄腻，脉滑（84 次 / 分）。

诊断：五迟（痰湿血气郁闭清窍）。

诊治：益气化滞，活血通窍。

方药：混元丹加减。生晒参 20g、赤芍 60g、鳖甲（炙）80g、茯苓 60g、青皮 50g、柴胡 50g、升麻 20g、炒枳壳 50g、茵陈 120g、红花 120g、莪术 60g、三棱 50g、炒鸡内金 80g、生牡蛎 80g、炮甲珠 50g、菖蒲 60g、远志 60g，研制蜜丸重 9g/ 丸，每服 1 丸，日 3 次，饭前服。

2016 年 1 月 24 日复诊：服丸药 3 个多月，近 1 个月来孩子运算能力明显提高，多数数学题能独立完成，老师布置背诵的日记、作文都能按时记诵。昨天家长见到老师，第一次夸奖孩子学习明显进步！家长激动,今早一上班跑来报喜。嘱家长一定要配合督促患儿依时服药，必须坚持两年以上，同时注意饮食中增加果蔬，减少细粮，不可错过正处在发育期的治疗机会。

中医五迟不论何种类型，若方证合宜，贵在坚持。抓住两个发育阶段：不可错过 4 岁以内的生长阶段和第二性征明显开始的发育阶段。每个疗程应在两三年以上。就笔者经验用方，第一混元丹，因为所见五迟患儿由痰湿血气郁闭清窍而致，宜益气化浊、活血通窍。第二六味地黄丸，依《小儿药证直诀》钱氏用六味地黄丸的指征是须有解颅、神迟、面色白少泽、瞳神小白睛多、形体虚怯。但是笔者多年儿科观察诊治发现，这类“虚怯”体质的五迟儿童很少，所以笔者多用混元丹取效。细查史书方知，钱氏所处的时代正是生灵涂炭，民不聊生，饥寒交迫的动荡社会。孩子在母体就先天发育不良，又加之后天营养不良而致五迟体羸，故宜六味地黄丸。当今盛世无问愚智，极少有营养缺乏的儿童，故宜混元丹。

厌食症

李X，男，6岁，2001年3月7日初诊。

代诉：自幼不食，无问味道香劣，勉强喂入稍多则吐，询问喜欢什么？答曰：就是不喜欢吃饭，其他什么都喜欢。体瘦腹大，大便干结，5～10日大便方一解，头发细黄，面色黄燥，皮肤干糙，怕冷喜暖，形体消瘦（体重14.2kg），易兴奋怕累，喜欢人抱，多服微量元素不效。舌淡红，苔薄腻，脉细。

诊断：厌食症（气血痰浊闭阻，脾不运化）。

诊治：益气助运，活血消积。

方药：混元丹加减。生晒参50g、茯神60g、赤芍50g、鳖甲80g、莪术60g、三棱50g、炮甲珠50g、炒鸡内金60g、牡蛎（先煎）70g、红花85g、茵陈85g、青皮50g、柴胡50g、枳壳50g、大黄50g，共制成极细末，每服4g，日3次，饭前用蜂蜜水或红糖水调服。

2001年4月15日复诊，服上散剂1个多月来，患者主动要吃东西，饭量比以往倍增，但食量仍不及同龄孩子。面色微润，形体无明显变化，但不再要求父母怀抱，嘱家长遵上方坚持喂药3个月以上，最好半年。

按

小儿厌食、消化不良是儿科常见病、多发病，特别是厌食症，调治需以时日。通过多年儿科临床观察，混元丹疗效可靠，根据患儿情况，制散、制丸均可。一定注意用药比例，否则影响疗效。厌食得以纠正则营养不良症状自愈。

由厌食症想起儿童服药的困难。一般的孩子于处方中加点罗汉果或甜叶菊，1周岁以上的可化入蜂蜜，这样多数孩子还是能配合的。但是有一部分孩子药物入口即吐，特别是厌食的患儿，笔者的办法就是从直肠给药。这几年又有了一次性直肠给药管，接注射针管或吊桶，每次30~50ml，半小时1次，也是一种理想的给药途径。

遗尿

1. 赵X，男，11岁，2010年4月11日初诊。

代诉：从幼年夜尿遗尿，至今不停，睡觉深沉，不易唤醒。白天偶有尿频，无尿急、尿细症状，思想不易集中，学习用功但成绩很差，纳正常，体格发育正常。舌质淡红，脉细。腰骶CT片示：腰椎及骶骨未见异常，排除隐性脊柱裂。

诊断：遗尿（肾气不足，下元寒冷）。

诊治：温肾固涩。

方药：肾气丸合桑螵蛸散加减。生晒参10g、生地黄25g、山药12g、山萸肉12g、牡丹皮10g、茯神10g、泽泻10g、桑螵蛸12g、菖蒲12g、远志12g、龙齿15g、当归12g、肉桂4g、制附子4g。水煎，2日1剂，空腹服，10剂。多种维生素，1片/次，日2次。

2010年5月7日复诊：服上方10剂，3~5日夜尿1次，深睡，仍难叫醒，上方继服10剂，2日1剂。

2010年6月4日三诊：近1个月来遗尿两次，多数晚上自己能够醒来上厕所。制丸久服，智力与遗尿同治：好鹿茸20g、生晒参60g、生地黄120g、炒山药70g、山萸肉60g、牡丹皮50g、茯神50g、泽泻50g、桑螵蛸60g、菖蒲85g、远志75g、煅龙骨（先煎）75g、当归60g、肉桂15g、制附子15g、炒枳壳50g、红花75g，共研极细末，炼蜜丸，9g/丸，每服1丸，日3次，空腹服。

2. 雷X，女，14岁，2010年5月7月初诊。

代诉：自幼遗尿至今不休。睡觉正常能唤醒，家长稍有疏忽则尿床，晚饭后从不饮水，小便短赤，或发尿急、尿频，口干易烦，夜睡噩梦纷纭，常有睡中惊呼。大便正常。发育正常（体重45kg）。月经28~36天一行，经期5~7天，带多色黄有异味，外阴常灼热发痒。舌质红尖赤，脉细数（84次/分）。腰骶CT片示：隐性骶椎裂（轻度）。

诊断：遗尿（心肾不交，湿热下注）。

诊治：益气阴，清湿热，交通心肾。

方药：清心莲子饮合椿树根丸。炒莲子15g、生晒参10g、炙黄芪15g、山药15g、炙甘草10g、麦冬15g、地骨皮15g、炒黄芩15g、炒黄柏15g、茯神12g、车前子（包煎）10g、川续断15g、狗脊15g、椿白皮15g、乌药12g、高良姜（炒炭）6g、赤芍10g。水煎，2日1剂，空腹服，10剂。钙铁锌硒维生素、AD胶丸，按说明书服。

按

中医认为少儿遗尿、尿失禁是先天禀赋不足，肾气虚弱，关门不利；心脾气虚，统摄无力，而致遗尿滑泄。补肾壮元，调补心脾为治疗大法。常用方：十补丸子，清心莲子饮，桑螵蛸散。方证合拍则贵在坚持，先汤后丸疗程要长，一般服药超过半年的，复发者很少。尿失禁引起的原因复杂，从西医泌尿外科临床表现即分为五六种类型，究其病因更为复杂，不宜单纯依一病证独立论治。

儿童多动症（小儿抽动秽语综合征）

1. 庞X，男，7岁，2003年3月4日初诊。

代诉：目眨不休7个月。自去年7月感冒后目眨动不休，不停地搐鼻，睡眠间从未发作。精神不易集中，情绪易激。

一贯纳少挑食，偏食冷饮，大便溏泻，形体消瘦，面黄少华。舌淡红，苔薄白舌中微腻，脉细。头颅CT平扫、脑电图均在正常范围。3年前有同类症状，服中药8剂得愈。

诊断：慢脾风（脾胃气虚，寒湿中伤），儿童多动症。

诊治：祛风散寒，除湿醒脾。

方药：荆防败毒散加减。荆芥8g、防风12g、生晒参6g、茯神10g、炙甘草8g、川芎10g、羌活10g、独活10g、柴胡12g、枳壳10g、桔梗6g，全蝎3g、蜈蚣3g（二味共研冲入），薄荷5g。水煎，日1剂，7剂。戒一切冷食冷饮，少吃猪肉。

2003年3月17日复诊：服药7剂，近几天来目眨、鼻搐少发，吃饭较前增加。白睛红4天。上方入羚羊角粉0.2g，2日1剂，继续服10剂以上。

2. 宋X，男，6岁，2003年3月5日初诊。

代诉：近2年来经常眼睑眨动不停或斜视，不自主往右侧扭头，噘嘴，鼻抽搐不止，或发固定的怪声，感冒、紧张则发作频繁，入睡后从未发作。纳不匀，挑食，偏喜冷饮，体消瘦，面黄少泽，头发细黄，思维分散，有时答非所问，大便三四日一解，尿频，偶或遗尿。舌淡红，苔白微腻，脉细滑（84次/分）。脑电图示：正常儿童脑电图。往返于山西省儿童医院调治半年未愈。

诊断：慢脾风（脾胃气虚，寒湿中伤），儿童多动症。

诊治：祛风散寒，除湿醒脾。

方药：荆防败毒散加减。荆芥 6g、防风 10g、生晒参 6g、茯神 10g、炙甘草 6g、川芎 6g、羌活 10g、柴胡 12g、前胡 6g、枳壳 10g、桔梗 6g、大黄 5g、全蝎（切）5g、菖蒲 6g，水煎，日 1 剂，10 剂。戒生冷饮料，尽量少吃猪肉。

3. 蔡 X，男，8 岁，2003 年 5 月 7 日初诊。

主诉：目眨动、“鬼脸”两年。患者从 6 岁开始，目眨不休，噘嘴吸鼻，面部抽拧似扮鬼脸固定动作，耸肩，头颈向左扭动固定重复，手足无目的性动作，或发喉鸣怪异惊心声音，稍有不遂则无休止骂人，被制止后情绪波动又低声谩骂，有人提醒则所有动作完全停止，观察三四十分钟后又发。接受读书但学习成绩差。睡眠达 6 小时以上，入睡后从未发作。挑食但饭量正常，大便易溏，或有泄泻，时有遗尿。体瘦，动则易汗。舌暗淡红，苔白润滑，脉细。头颅 CT 平扫、脑电图均在正常范围。

诊断：慢脾风（脾胃气虚，寒湿中伤），小儿抽动秽语综合征。

诊治：祛风散寒，除湿醒脾。

方药：荆防败毒散加味。荆芥 10g、防风 12g、生晒参 6g、炙甘草 10g、茯神 12g、川芎 10g、羌活 10g、独活 10g、柴胡 12g、前胡 10g、枳壳 10g、桔梗 6g、全蝎（切）6g、生龙牡各 12g、黄芩 10g、菖蒲 10g。水煎，日 1 剂，空腹服，10 剂。

按

小儿抽动秽语综合征即儿童多动症，西医儿科对症用氟哌啶醇、硫必利、谷维素、可乐定贴片、肌苷等治疗，可以缓解一些症状，疗效都不理想。儿科医生无奈，推责于家长和老师，令耐心调教，所谓心理治疗云云。笔者在临床上调治儿童脾胃病时发现，荆防败毒散对儿童多动症有效，立刻引起注意，以后有意的处方荆防败毒散对该病进行治疗观察，证明本方治疗小儿多动症确有良效。荆防败毒散加全蝎最好。若神情迟钝，精神分散，思维不能集中者，加菖蒲、远志或伴服苏合香丸以助开窍；情绪不安，易激动秽语者加生龙骨、牡蛎。绝大多数患儿只加全蝎，或入大黄。治疗时间最短的两周，最长的1例前后调治4个月，都收到了良好的效果。败毒散、荆防败毒散，大家都知道是主“伤寒温病时疫”而致的外感病。用于治疗小儿抽动秽语综合征，儿童口吃，前贤并无此类记载，也没有见过相关报道。做学问搞研究重在细心观察，要自觉不自觉地具有潜意识灵感，发现科研苗头抓住不放，其实多数科研成果的发明多源于发现。此外，不是与生俱来的口吃，病史不超过3年者，笔者也归属为儿童多动症，用荆防败毒散加全蝎、菖蒲，服药1个月以上，多数能收到良好的效果！

吐舌弄舌

1. 薛X，女，6个月，2010年7月3日初诊。

代诉：生后1个月开始，患儿舌尖不停地舔唇周围，或舌吐唇外不收，舌微大尖红赤，苔薄腻，乳食正常，目眵面赤，易哭闹，大便一两日一次，尿黄有味，指纹暗红。

诊断：吐舌弄舌（心脾积热）。

诊治：清心脾，消积滞。

方药：导赤散合泻黄散加减。生地黄5g、木通2g、竹叶1g、甘草3g、防风5g、生石膏（先煎）15g、栀子3g、大黄3g、藿香3g、甜叶菊1g。水煎，2日1剂，频服，5剂。

2. 李X，男，9个月，2010年8月7日初诊。

代诉：近2个月来频繁伸舌弄舌，或舌吐唇外不收，鼻涕稠黄，睑红目眵，乳食正常，喜欢喝水，大便偏干。舌红尖赤，苔薄腻，指纹紫。

诊断：吐舌弄舌（心脾积热）。

诊治：清心脾，消积滞。

方药：泻黄散合导赤散。生地黄8g、木通2g、草节4g、大黄4g、竹叶1g、防风5g、生石膏（先煎）20g、栀子4g、藿香 4g、甜叶菊 1g。水煎，2 日 1 剂，频服，5 剂。

按

吐舌弄舌是小儿常见病。舌为心之苗，脾开窍于口，心脾积热是吐舌弄舌的主要原因。因此导赤散、泻黄散是该病的主方。先期方中需加大黄、黄连，先重后轻，中病则减，不要凉泻过度。

小儿夜啼

1. 张 X，男，8 个月，2012 年 4 月 2 日初诊。

代诉：出生两周开始，夜夜啼哭，神惊不宁，时时抱哄能安，有时白天亦哭闹不宁，病历 7 个月无休止时。面赤目眵，奶食正常，腹微胀，尿赤有味，大便不干，但便时明显使劲致面更红赤，舌红尖赤，指纹郁紫。

诊断：小儿夜啼（心脾积热）。

诊治：清心脾，化积滞。

方药：泻黄散合导赤散加减。草节 3g、防风 4g、生石膏（先煎）20g、大黄 3g、栀子 4g、木通 2g、生地黄 5g、藿香 3g、竹叶 2g、川黄连 2g，灯芯为引。2 日 1 剂，频服，3 剂。

2012 年 4 月 7 日复诊：初诊至今共服上方 3 剂，孩子已不哭闹，目眵很少，尿清少黄，嘱再服 3 剂，停药观察。

2. 李X，男，10个月，2012年4月10日初诊。

代诉：自出生后晚上哭闹不止，整夜需人抱哄，白昼则睡，连吃奶都难唤醒，家长以为孩子昼夜颠倒，不懂是病，致孩子痛苦，家人疲困。3天前流感后发热不退来诊：鼻塞呼吸不畅（体温38.7℃），声嘶。面红目眵，吐舌流涎，口疮，红赤点布口腔内，下唇内溃疡如绿豆大小两处，咽颊充血（++）。不食，大便2日不解，平时便干，近2日昼夜哭闹不休。尿黄赤，虽勤换尿布仍味大。腹胀，右下腹叩诊呈鼓音。舌红赤，苔薄黄，指纹紫。

诊断：感冒（食滞火郁夹感）。

诊治：疏风解表，清火导滞。

方药：生石膏（先煎）20g、知母6g、草节3g、防风5g、栀子4g、藿香4g、川大黄（后下）5g、厚朴6g、枳实4g、小麦10g、薄荷（后下）3g、甜叶菊1g。水煎，日1剂，频服，2剂。

2012年4月13日复诊：服药第2天大便日解4次，昨天早起体温正常至今（体温36.2～36.4℃），声音嘶哑减，口疮舌炎减1/2。令家长惊喜的是，自服中药第2天晚上安然入睡，再没哭闹，白天亦很少哭闹。“无心插柳柳成荫”。为流感善后，专为夜啼服：草节3g、防风5g、紫苏叶1g、生石膏（先煎）20g、栀子4g、藿香4g、大黄3g、枳实3g、厚朴5g、生地黄5g、木通1g、竹叶0.5g，灯芯为引，5剂。

按

患儿系本族亲戚，随访夜啼再未发生。小儿夜啼，病因寒、热、惊恐。在笔者早年行医时，以虚寒和惊恐者多，《保婴撮要·夜啼》篇云："夜属阴，阴盛则脾脏之寒愈盛，脾为至阴，喜温而恶寒，寒则腹中作痛，故曲腰而啼。"《育婴家秘·夜啼》篇曰："惊惕者，常在梦中哭而作惊。暴受惊恐，神志不安，心虚胆怯，故面色乍青乍白，指纹色紫。"脾寒和心虚胆怯都系禀赋不足，其实还是母体营养不良所致。比如从西医角度诊察：消化不良肠易激惹痉挛则"曲腰而啼"；缺乏各种微量元素特别是低钙婴儿则易惊易恐并发肠痉挛亦腹痛夜啼。但是，近20年来则不然，民众不仅温饱无忧，而且多数人营养过剩，妇女怀孕后生怕宝宝发育不好，鸡鱼鸭鹅变着花样补充营养，又不避辛辣厚味，致脾胃积滞，气血壅滞，气有余便是火，积热遗患于胎儿，因此婴儿出生后就湿疹、疮疹等胎毒常发。积热内生，心脾热扰而发夜啼，案中所举即是。近年来收治的夜啼婴儿，处方泻黄散合导赤散常加小承气权衡调治，疗效很好。并且倡导、强调，准妈妈怀孕及产后营养均衡，饮食节制，不要过度进食，怀孕期、哺乳期忌食辛辣方为上策。这里需要强调的是：婴儿常以啼哭表达要求或痛苦，如饥饿、环境不安惊吓、尿布潮湿、过冷或过热、意外伤害等，父母需细心观察，护理得当，不能概以病论。

小儿腹泻

1. 贾 X，女，3 岁，2010 年 4 月 3 日初诊。

代诉：腹泻两个月，日解大便 5～8 次，便稀色黄，间夹蛋花样便，偶带黏液，有时大便前腹痛，孩子哭闹。近 2 个月来小儿常有感冒，但体温不高。食欲不振，或有呕吐。舌淡红，苔薄白，指纹红。

诊断：泄泻（脾虚失运）。

诊治：温中理气，健脾止泻。

方药：益黄散合理中汤加减。荆芥 3g、防风 5g、炙甘草 4g、青皮 2g、陈皮 5g、公丁香 3g、木香（后下）3g、炒白芍 3g、诃子 5g、生晒参 3g、炒白术 4g、干姜 3g、红糖（化入）15g。水煎，日 1 剂，频服，7 剂。

2. 刘 X，女，4 岁，2010 年 4 月 3 日初诊。

代诉：腹泻 43 天，日解大便 7～8 次，便稀色黄，常夹黏液，腹胀肠鸣声响惊人，或发嗳气呃逆，食欲尚可，饭后必泻，体瘦（体重 13kg）。舌淡尖红，苔薄腻，指纹暗红。

诊断： 泄泻（脾虚失运，湿热留连）。

诊治： 益气和胃，消痞止泻。

方药： 甘草泻心汤加减。炙甘草 5g、半夏 6g、生晒参 3g、干姜 3g、炒黄芩 3g、川黄连 3g、诃子 5g、大枣 3 枚。水煎，日 1 剂，频服，5 剂。

3. 邢 X，女，4 岁，2010 年 4 月 5 日初诊。

代诉： 腹泻 24 天。近两个月来反复感冒，流涕，咳嗽，食欲差，有时呕吐，大便稀溏，继发腹泻，日解大便 7 ~ 10 次，便稀色黄，常夹黏液，间有蛋花样便。舌淡红，苔薄腻，指纹深红。

诊断： 泄泻（脾胃气虚，风寒湿侵）。

诊治： 疏风解表，助脾达邪。

方药： 荆防败毒散加减。荆芥 5g、防风 7g、红参 5g、炙甘草 6g、茯苓 5g、川芎 5g、羌活 7g、柴胡 10g、白前 5g、前胡 5g、枳壳 5g、桔梗 5g、诃子 6g、炒黄芩 5g。水煎，日 1 剂，频服，5 剂。

按

小儿腹泻，脾虚者多，方用益黄散；寒热交织，肠鸣腹响则用甘草泻心汤；脾胃不和常易外感者，方用败毒散逆流挽舟。此三法为儿科治泻的有效方法，三法不效则应从西医角度详细查找病源，不可延误。

惊厥抽风

1. 秦X，女，11岁，2010年3月11日初诊。

代诉： 抽风惊厥又发现第2天。近两年来频繁感冒，发热39.8℃引起抽风。以后每因感冒发热，体温37.5℃即可出现惊厥抽风，急用解热镇痛退热后，惊厥抽风停止。咽干咽痛，喜欢喝水，呛咳痰少，口气有味，食欲好，大便常干。舌红尖赤，脉数（96次/分）。

诊断： 惊厥抽风（肝经热极动风）。

诊治： 凉肝息风，增液舒筋，宣泄郁火。

方药： 羚角钩藤汤合升降散加减。羚羊角粉（研冲）0.5g、钩藤（后下）10g、桑叶10g、菊花12g、生地黄15g、白芍8g、草节6g、茯神6g、竹茹6g、川贝母6g、僵蚕10g、蝉蜕6g、川大黄6g，蜂蜜20ml化入。水煎，日1剂，空腹服。10天后减为2日1剂，共服20剂。

2. 庞X，男，11岁，2014年3月17日初诊。

代诉： 惊厥抽风又发第2天。患儿从5岁春天因流感高热40.3℃，发生惊厥抽搐后，每因发热即发抽风，去年以来如果发热，体温37.8℃即发惊厥抽搐，昨日感冒咳嗽，晚上8：15时忽发抽风，查体温37.9℃，今早上9：20时抽搐又发，查体温 37.8℃。发育正常，咽干咳嗽，咽红（+），纳好，尿黄，大便干，两三日一解。面微红，睑红目眵，少汗喜凉。舌红尖赤，苔薄白少津，脉数（96 次 / 分）。

诊断：惊厥抽风（肝经热极动风）。

诊治：凉肝息风，宣泄郁火。

方药：羚角钩藤汤合升降散加减。僵蚕 10g、蝉蜕 6g、川大黄 8g、羚羊角粉（研冲）0.5g、钩藤 15g（后下）、桑叶 12g、菊花 15g、川贝母 12g、生地黄 15g、玄参 15g、白芍 10g、竹茹 10g、白前 10g、前胡 6g、茯神 10g、草节 5g。水煎，日 1 剂，10 天后减为 2 日 1 剂，共服 20 剂。

2016 年 10 月 17 日随访：两年来有过几次发热，体温最高 38.6℃，家人积极予以治疗感冒，惊厥抽风再未发生。

3. 刘 X，女，6 岁，2016 年 3 月 17 日初诊。

代诉：平常体健，从 4 岁春天感冒高热 40.0℃致惊厥抽风，以后每因发热即发抽风惊厥。去年以来发热 37.8℃以上即惊厥抽风，两年来往返于省市两级医院儿科专家调治未效。经人介绍从太原专程来柳林求治：患儿神志清，反应灵敏，但多动。体温 36.4℃。纳好，时有便干尿黄，两颧微红，咽红（+）。舌红尖赤，苔薄白，脉数（102 次 / 分）。

诊断：惊厥抽风（肝经郁热动风）。

诊治：凉肝息风，宣泄郁火。

方药：羚角钩藤汤合升降散加减。羚羊角粉 0.3g（研冲）、钩藤 12g（后下）、僵蚕 6g、蝉蜕 4g、川大黄 5g、桑叶 5g、菊花 5g、川贝母 6g、竹茹 5g、生地黄 15g、白芍 6g、茯神 7g、草节 3g。因发作期已过，发热不明显，2 日 1 剂，10 剂。嘱其再有发作时即刻来诊。

2017 年 7 月 21 日随访：惊厥抽风再未发作。

按

儿童惊厥抽风原因很多，这里专论发热则抽风，体温正常时从不发生。这也是个儿科常见病、多发病，案中记载论说的均是惊厥抽风伴有体温升高，但不是高热的病例。依俞氏所论羚角钩藤汤的证治指征是“肝经热盛、热极动风所致的高热不退，烦闷躁扰，手足抽搐，甚至神昏，发为痉厥，舌绛而干，脉弦而数。温病热极生风，痉挛抽搐”。共奏平肝息风、清热止痉之效。笔者于临床观察发现，凡发热而致惊厥抽风者，都有不同程度的肝经热郁，中焦伏火的征象，于是处方羚角钩藤汤合升降散，不论在不在发热期，一般服药15～20剂，不一定是高热，凡是有体温升高的惊厥抽搐疗效很好。治愈后即便再有发热，体温在39℃以内的惊厥抽风再未有发生。用俞氏羚角钩藤汤合升降散的疗效：第一，能减少感冒；第二，即使偶有感冒发热但体温在39℃以内不会再发生惊厥抽风。用方指征是体温高于正常则惊厥抽风者。

水疝（鞘膜积液）

1. 李X，男，8岁，2012年3月4日初诊。

代诉：自幼常有右侧阴囊肿大，无明显不适。去年以来囊肿增大，跑、跳、久站则右侧睾丸灼热，微痛不适，二便正常，无他不适。查：阴囊右侧肿大如鸡蛋，上下径10cm，最大处左右横径8cm。用手电筒阴囊对侧透照：阴囊皮肤肌肉疏薄，其内容物呈鲜红透亮，中间飘浮黑色阴影的睾丸，透光试验(+)。舌淡红体大,苔薄白不燥,脉沉缓(68次/分)。

诊断：水疝（水湿血瘀），鞘膜积液。

诊治：健脾利湿，活血消肿。

方药：混元丹加减。生晒参6g、生黄芪10g、白术6g、炒薏苡仁12g、赤芍6g、鳖甲12g、茯苓10g、青皮8g、枳壳12g、柴胡6g、莪术10g、炒鸡内金12g、牡蛎（先煎）12g、炮甲珠（研冲）3g、皂角刺10g、茵陈12g、红花12g、白芥子10g。水煎，日1剂，空腹服，10剂。

2. 司X，男，9岁，2012年3月13日初诊。

代诉：左侧阴囊肿大，跑跳用力则困疼不适，时大时小7年。平卧多睡则变小、减轻，多站、跑、跳则增大、加重。二便正常，纳好，发育正常（身高130cm，体重32kg）。手电筒对照：上小下大梨形，状鲜红透亮区，中下部中间飘浮黑色阴影的睾丸，透光试验（+）。抬臀平卧30分钟后囊肿明显缩小。

诊断：水疝（水湿血瘀），交通性鞘膜积液。

诊治：健脾，利湿，活血消肿。

方药：混元丹加味。生黄芪12g、生晒参6g、白术10g、茯苓10g、赤芍6g、鳖甲15g、青皮8g、升麻5g、柴胡10g、炒枳壳15g、三棱6g、莪术6g、牡蛎（先煎）12g、炮甲珠（研冲）3g、红花12g、茵陈12g、炒鸡内金12g。水煎，日1剂，空腹服，10剂。

按

鞘膜积液可以发生于男性任何年龄，由多种原因引起。案中所列为原发性病例，治疗大法：健脾利湿、活血消水。方药以混元丹为主，肿大日久者入控涎丹“衰其大半则止”。交通性鞘膜积液的可大可小的加升提之味更妥，疗程一般都在20～40天，在临床上，肿大消失后依混元丹原方制成丸药，继续巩固两个月以上为宜。

皮肤、外科

脑震荡

1. 杜X，男，26岁，2009年4月27日初诊。

主诉：头痛头晕，干呕恶心近3个月。春节前驾车发生意外，头部挫伤，当时失去知觉大概二三十分钟，被人送到医院后清醒，追忆开车前行中一小孩突然横穿马路，紧急躲避，以后就到了医院……住院后常规检查，并做头颅CT两次，经颅多普勒超声、脑电图均未发现异常。出院后经常头痛头晕，耳鸣脑胀，干呕恶心，记忆减退，失眠，畏光，言行迟慢，思维散漫，注意力不能集中。干呕恶心时不能吃饭，大便一两日一次，不干，尿常黄。舌暗红，苔薄白腻，脉弦。

诊断：头痛（外伤血瘀，清窍不畅）。

诊治：活血化瘀，祛邪除痰。

方药：癫狂梦醒汤加减。桃仁25g、甘草15g、香附12g、青皮15g、柴胡15g、陈皮15g、大腹皮6g、制半夏20g、紫苏子15g、桑白皮15g、赤芍12g、木通6g、川芎12g。水煎，日1剂，分4次服，10剂。

2009年5月9日复诊：服上药第3天睡眠正常，每天睡觉时间都在8小时以上。头昏头闷及畏光均减，语言清利，仍觉健忘，纳好，二便利。上方加菖蒲 12g，继服 10 剂。

2. 顾 X，男，34 岁，2014 年 9 月 21 日初诊。

主诉：头痛眩仆 4 个月。患者 4 个月前高空工作卒跌，致右肱骨骨折，昏迷不知人事 20 分钟许。经骨科治疗骨折愈合，但头昏眩仆头痛不休，时发呕恶，眠不实有时失眠，明显健忘，畏光，言行迟慢，思绪繁乱，注意力不能集中，大便日解一次，尿常黄。舌暗红，舌下络脉瘀滞，脉弦（76 次 / 分）。

诊断：头痛（外伤血瘀，痰瘀闭窍）。

诊治：活血化瘀，祛邪除痰。

方药：癫狂梦醒汤加减。桃仁 25g、赤芍 15g、香附 12g、柴胡 15g、青皮 12g、陈皮 15g、半夏 15g、甘草 15g、紫苏子 15g、木通 8g、大腹皮 8g、桑白皮 15g、丹参 15g、红花 12g、菖蒲 12g。水煎，日 1 剂，分 4 次服，10 剂。

按

脑外伤后遗留脑震荡，是一组很难恢复的病症，西药对症治疗收效甚微。癫狂梦醒汤，是王清任于《医林改错》中专为癫狂而设，用治精神疾病的。1979年后有报道用治脑震荡的，笔者试用于临床疗效很好，于是就拿来用，多年来已经成为治疗脑震荡的“抓主证”方。一般服本方20剂以上，疗程1个月左右，多能痊愈。

股骨头缺血坏死

1. 刘X，女，40岁，1994年11月3日初诊。

主诉：左胯剧痛，夜晚加重10天。病者因患“复发发热结节性非化脓性脂膜炎”，长期服用激素，引起“醋酸泼尼松过敏致选择性双侧股骨头坏死”，继发右侧股骨头病理性骨折置换术后41天，建议半年后做左侧股骨头置换术。近两周左胯困痛晚上加重，彻夜不能寐，僵直不能伸屈，局部不红不肿，加热保温可以缓解。纳可，二便正常，体重74kg。舌大淡红，苔薄白润，脉沉细。X线示：右侧股骨头置换后假肢位置正常对位。左侧股骨头示“台阶征”，轻度变形，股骨头上2/3骨密度不均匀，间有囊样、扇形的骨质破坏区，周围有新骨增生。与手术前X线片对比无明显变化。

诊断：阴疽（阳虚血弱，寒湿瘀阻）。

诊治：温阳补血，散寒利水通滞。

方药：阳和汤加减。熟地黄30g、鹿角胶（烊化）10g、肉桂4g、草节4g、炮姜2g、炙麻黄2g、白芥子7g、白芍6g、细辛6g、砂仁6g。水煎，日2剂，分4次空腹服。

1994年11月5日复诊：3天共服5剂，左胯剧痛减4/5，自股骨头坏死1余年来，变节变天一定疼痛或剧痛，变天过后疼痛缓解。服药第3天适遇气候剧变降温，疼痛反而减轻。服药第一天开始大量小便至今。方证合拍，减为日服1剂，坚持服药过春节。

1994年11月29日三诊：已服上方30剂。腰胯腿困痛未发，季节、天气变化时困痛也未加重。体重明显减轻（当日体重57kg）。坚守上方，一两日1剂，争取不再做置换手术。

1995年6月16日四诊：从去年冬季开始共服中药214剂，左胯及左腿于季节、天气变化时微感疼痛，平时不疼，能正常行走。鼓励患者坚持锻炼，不要负重，中药2日1剂，坚持服用1年以上。

1997年1月13日五诊：坚持用1994年11月3日方药，原方原量不变，共服中药近300剂，变节变天左胯再未疼痛，行走多则右股酸疼，已至春节，依原方10倍量制丸，9g/丸，每服2丸，日2次，空腹服。

2. 杨X，男，43岁，1996年9月17日初诊。

主诉：双胯及股膝困痛4年，劳力多走，变节变天，气候转冷则加重，困痛，秋冬重，春夏轻，酗酒、抽烟23年。暴饮暴食，身高161cm，体重76kg。舌暗红体胖边有齿痕，苔白厚腻，脉滑。经多次骨科检查，诊为酒精性双侧股骨头缺血坏死。X线片示：右股骨头现“台阶征”轻度变形，股骨头上2/3骨密度不均匀，间有囊样、扇形的骨质破坏区，周围有新骨增生。左股骨表面光整，无变形，髋关节间隙无狭窄，骨质改变不明显，弥漫性骨质稀疏，骨小梁模糊。散在性骨密度增高，有硬化现象，边缘有斑片状密度减低区。关节面外上部皮质下有星月形透亮区。X 线诊断：股骨头缺血坏死，右侧中期改变，左侧早期。

诊断：阴疽（阴虚血弱，寒湿水瘀）。

诊治：温阳补血，散寒利湿通滞。

方药：阳和汤加减。熟地黄 30g、鹿角胶（烊化）10g、白芥子 12g、薏苡仁 20g、肉桂 4g、草节 4g、炮姜 2g、炙麻黄 2g、砂仁 10g。水煎，日 1 剂，7 剂。戒烟酒，节制饮食。

1996 年 10 月 20 日复诊：已服中药 3 次共 21 剂，双膝困痛消失，双胯弛痛减轻，行走后酸困明显改善，已戒烟酒，方宜调整：熟地黄 30g、鹿角胶（烊化）10g、白芥子 12g、肉桂 4g、甘草 4g、炮姜 2g、炙麻黄 2g、薏苡仁 15g、黄柏 12g、苍术 12g、草果 6g。水煎，日 1 剂，空腹服，20 剂。症状控制理想后制丸久调。

骨折不愈合

王 X，男，65 岁，1998 年 7 月 17 日初诊。

主诉：骨折后不愈合 18 个月。一年半前因外伤致右股骨中下段骨折，住院后因年龄大又体质差，骨科施以手术内固定。经复查手术对位好,历时 10 个月无骨痂形成,不愈合。转院第二次手术，剔挫新骨折两端再固定又 7 个月，仍不愈合。自觉右腿不力，胀疼不明显。饮食正常，体瘦，二便正常，舌淡红，舌下络脉瘀滞，脉弦大。

诊断：骨折久不愈合（阳虚血弱，寒凝瘀滞）。

诊治：从阴疽论治。温阳补血，散寒通滞。

方药：阳和汤加减。熟地黄 32g、鹿角胶（烊化）10g、白芥子 7g、肉桂 4g、草节 4g、炮姜 2g、炙麻黄 2g、炮甲珠（研冲）6g、骨碎补 15g、续断 15g、砂仁 6g。水煎，日 1 剂，30 剂。注意多晒太阳，饮食调理，加强营养。

1998 年 9 月 2 日复诊：X 线片示，骨折周围有少量骨痂形成。方既效，继服 60 剂至痊愈。

1998 年 11 月 20 日三诊：拍 X 线片示骨痂包裹，骨折临床愈合。

骨结核

薛 X，女，32 岁，1985 年 2 月 27 日初诊。

主诉：腰困，稍劳及晚上加重 3 个月余。近 1 年来食欲不振，疲倦乏力，身体消瘦（一年前体重 49kg，现在体重 44.5kg）。面黄，两颧不红，眼睑淡红。低热，盗汗不明显。行走站立时双手托腰，头及躯干后倾，不能弯腰随意拾物，须挺腰屈膝屈髋下蹲才能拾取地面东西［拾物试验（+）］。右侧腹股沟“脓肿”如芒果大小，微疼微热。已服异烟肼、利福平、乙胺丁醇 5 个月，症状未解。化验血：白细胞 5.2×10^9/L，中性粒细胞 60%，淋巴细胞 48%，红细胞 3.0×10^{12}/L，血红蛋白 80g/L，血沉 28mm/h。X 线胸正位片示：左上肺陈旧性肺结核硬结期，近肺门处部分钙化。腰椎片示：腰 3、4 椎骨质破坏，腰 3 椎呈楔形改变，3、4 椎体间融合，微向后突。周围肿胀，腰大肌轮廓不清，右侧呈弧形微突出。彩超示：右侧腹股沟液性肿。舌暗红，苔薄白，脉细双关弦。

诊断：阴疽（阳虚血弱，寒凝痰滞），腰椎骨结核，冷脓肿。

诊治：温阳补血，散寒通滞。

方药：阳和汤加减。熟地黄 35g、鹿角胶（烊化）10g、白芥子 12g、川续断 15g、骨碎补 12g、肉桂 4g、草节 4g、炮姜 2g、炙麻黄 2g、炮甲珠（研冲）6g、砂仁 10g。水煎，日 1 剂，空腹服，20 剂。

1985 年 3 月 29 日复诊：服中药 25 剂，腰困、胯疼减，腰部憋胀感不明显，右腹股沟脓肿消 1/3，精神较前好，自服药以来食欲增加，知饥，嘱咐加强营养。坚持上方 3 个月以上，疗效理想时改丸长服。

按

骨折不愈合、股骨头缺血坏死、骨结核、慢性骨髓炎，都是骨科常见病，西医棘手，保守治疗均没有什么好办法，只能是骨科、普外科手术折腾。这几种病的共同特点是病程长、症状不剧烈。符合阳和汤的治疗指征：阴疽，漫肿无头，皮色不变，酸痛无热，口中不渴；或附骨疽、脱疽、流注、痰核、鹤膝风。因寒发作或加重。当用“温阳补血，散寒通滞”法取效。问题是阴疽、阴疮，多是病情缠绵的沉疴痼疾，服药疗程要长，贵在病人坚持，经季经年方显卓效！用阳和汤第一例系统治疗、长期观察的是笔者的妻子。那是在1994年11月初，笔者的妻子因患脂膜炎服用大量激素大半年，脂膜炎是临床治愈了，结果因强的松反应致选择性双侧股骨头坏死，继发右侧股骨头病理性骨折。于山西某医院行右股骨头置换术后出院，回家休养。入冬以来左胯剧痛并及膝踝，夫妻相伴彻夜不眠，忆及魏之琇《名医类案》按语中描述阳和汤证，立刻起床翻阅思考，厘定处方阳和汤，原方原量比例加炮甲珠、细辛，随即处方煎药，一日两剂空腹喝。服药到第2天晚上疼痛减轻，平素不喜饮水，但24小时尿量超过8000ml。到第3天后左胯困痛消失，“水牛肚、满月脸”明显消减。坚持服药3个月后，左胯困痛再未明显发作，体重复原到56kg（服药前体重74kg），从妻子服药中发现阳和汤还能治疗激素所致的“水牛背，满月脸”向心性水肿，骨质疏松等库欣综合征。阳和汤解决了妻子左胯剧痛和激素病容两大病症，是预期没有料及的。到了2015年11月因右腿股骨头假肢松动行股骨头“翻修术”前检查：左侧股骨头缺血坏死部分较10年前片示明显改善。不建议手术置换，免了一次大手术。笔者也因此更沉浸于中医药的研究而不能自拔，祖国医学确实是一座伟大的宝库，待我们努力发掘。这里需要特别强调的是，阳和汤中药物用量比例是不可轻易改变的。据症确需加入他药的尽量少而精，以免影响本方的功效！

阑尾炎

1. 李X，男，37岁，2007年7月13日初诊。

主诉：脘腹剧痛1天。昨天早饭后忽发上腹部疼痛、恶心呕吐，约两小时许右下腹剧痛，呕吐恶心减轻，自以为饮食不洁引起胃口疼，服兰索拉唑、藿香正气水、诺氟沙星胶囊，疼痛缓解。今晨9：00疼痛加剧，右腿屈曲不能伸直，尿道不适但小便利，大便两日未解。查：体温37.8℃。腹肌紧张，左腹及上腹部压痛（－），脐正中上压痛（＋），麦氏点压痛（++）、反跳痛（±）。彩超：右下腹未发现液性包块。化验血常规：白细胞 12.0×10^9/L，中性粒细胞86%。

诊断：肠痈（饮食不节，外感内滞），急性单纯型阑尾炎。

诊治：解表通里，清热导滞。

方药：厚朴七物合大黄牡丹汤加减。厚朴25g、桂枝6g、大黄12g、枳实12g、草节10g、牡丹皮6g、桃仁15g、冬瓜子20g、芒硝（化入）20g、败酱草20g、生姜15g。水煎，2日3剂。

2007年7月14日复诊：已服中药2剂，大便从昨晚上至今天12时共4次，腹痛减轻。体温36.4℃。右下腹压痛（++），反跳痛（-）。因路途较远，上方共服3天后改方：生黄芪15g、炮甲珠（研冲）3g、当归15g、川芎15g、皂角刺15g、川大黄12g、牡丹皮5g、桃仁12g、冬瓜子20g、芒硝（化入）12g、败酱草20g、红藤20g。水煎，6剂，日1剂。须坚持服药至右下腹压痛完全消失后停药。戒酒、辛辣食物，尽量生活规律。

2. 刘X，男，34岁，2007年7月17日初诊。

主诉：右下腹疼痛又发第二天。自去年五一节发生呕吐腹痛，当时在太原市中心医院急诊科，诊为“急性阑尾炎”，静脉滴注抗生素2天疼止后回家。去年中秋节饮食不节又喝酒后发作，在县医院普外科诊为急性单纯型阑尾炎，住院5天，腹痛止后出院。前天晚上饮酒吃饭后觉恶心上腹部不适，未介意。昨天早饭后又发干呕恶心，随发右下腹疼痛，右腿挛屈不敢伸直。大便日一解偏干，尿黄。查体：腹肌紧张，左腹及上腹部压痛（±），脐上压痛（+），右下腹部压痛（+），麦氏点压痛（++），反跳痛（±）。化验血常规：白细胞$10.6\times10^9/L$，中性粒细胞78%。B超示：右下腹未发现液性包块。

诊断：腹痛（湿热蕴火，日久伤阳），急性单纯型阑尾炎。

诊治：振阳通滞，解毒排脓。

方药：鹿茸（研冲）3g、薏苡仁 30g、败酱草 30g、大黄 12g、桃仁 15g、冬瓜子 30g、牡丹皮 5g、赤芍 15g、红藤 20g、芒硝（化入）12g。水煎，日 1 剂，空腹服，5 剂。

2007 年 7 月 23 日复诊：腹痛两天未发，大便日解三四次，便后腹舒适。麦氏点压痛（+）。遵上方：鹿茸（研冲）3g、薏苡仁 30g、败酱草 30g、大黄 12g、牡丹皮 5g、桃仁 20g、冬瓜子 30g、红藤 20g、草果 6g。10 剂。坚持服中药至脐上、右下腹部压痛完全消失后停药。戒辛辣、酒类。

按

中医治疗阑尾炎，一定要尊重西医外科的诊断分型，属急性化脓型阑尾炎，坏疽型及穿孔型阑尾炎，必须及时手术，千万不可拖延而成急性腹膜炎。单纯型阑尾炎和阑尾炎周围脓肿，宜用中药保守治疗。但是，在服中药的24小时内必须严密观察：服药后如果大便通畅，腹痛减轻时宜中药治疗。服药后如果腹部压痛不减或出现反跳痛者，立即动员患者手术治疗为好。据报道，在临床上单纯型阑尾炎占阑尾炎的40%，阑尾炎周围脓肿占8%～10%，这两种情况可以保守治疗，占该病的50%，是一个可观的人数。关键在于正确诊断，细心筛选。即使是从现在西医外科的治疗看，也有了很大的变化，能保守治愈的也不主张施用手术。一般急性期多有寒热不适的全身症状，方选厚朴七物汤合大黄牡丹汤加入败酱草、紫花地丁。表证解、体温正常后予服透脓散合大黄牡丹皮汤；慢性者多有“壮火食气”的正气损伤，方选薏苡附子败酱散合大黄牡丹汤。笔者近年来改用方中附子为鹿茸，因为附子于方中量小力薄，超量则毒性增加，医疗风险加大，选鹿茸代替附子则用量小，功胜于附子，毒副作用极小。近年来穿山甲昂贵限售，于临床上笔者重用皂角刺以代替。再次强调，中药治疗阑尾炎必须要坚持到腹部压痛完全消失，彩超检查脓肿完全消退后停药，阑尾炎不会复发。否则反复发作还难免于手术之苦。

痔疮

1. 庄X，男，38岁，2012年3月12日初诊。

主诉：大便带血、间断出血3个月。3个月前大便后发现手纸带血，渐发便时带血，便后时有少量滴血，近两个月来大便后觉有肿块脱出，便后肿块即回缩消失，肛门瘙痒，“擦不干净”。纳正常，大便偏干，一两日一解。不耐劳，余无他苦。舌胖色红，苔薄白，脉弦大。肛肠科诊：肛齿线上呈结节状隆起，11点处有一枣核大痔核。未发现肿物。

Ⅱ期内痔。

诊断：肠风出血（中气下陷，郁火蕴滞）。

诊治：补益中气，清解凉血。

方药：补中益气汤加味。生黄芪18g、生晒参8g、生白术20g、当归15g、炙甘草12g、升麻5g、柴胡6g、陈皮20g、生地黄20g、炒金银花32g、炒枳壳30g、赤小豆15g、侧柏叶15g。水煎，日1剂，空腹服，5剂。

2012年3月18日复诊：服药5剂，第3天后便时、便后再未见血。肛周仍湿痒。遵上药方：生黄芪20g、生晒参8g、生白术20g、当归12g、炙甘草10g、升麻5g、柴胡6g、陈皮15g、生地黄20g、炒金银花20g、炒枳壳30g、炒黄柏15g、苍术15g、炒薏苡仁15g，10剂。指导患者做提肛运动，每天坚持30分钟以上，并且养成习惯。

2. 杜X，男，47岁，2012年3月21日初诊。

主诉：痔瘘出血又发7天。从38岁冬发现大便后有血，时多时少，两次肛肠科检查为Ⅱ期内痔。形体消瘦，常有乏力，不耐劳累，劳则气短气沉，秋冬极易感冒，头昏，到天暖更甚。纳可，便坠，大便偏干，一两日一解。尿常黄。舌大尖红，中后部薄腻苔，脉弦大。

诊断：肠风出血（中气下陷，郁火蕴滞）。

诊治：补益中气，清解凉血。

方药：补中益气汤加味。生黄芪20g、生晒参10g、升麻5g、柴胡10g、桔梗6g、知母18g、生白术20g、当归15g、炙甘草 10g、陈皮 20g、生地黄 25g、炒金银花 20g、炒枳壳 25g、侧柏叶 15g、姜炭 10g。水煎，日 1 剂，空腹分 3 次服，10 剂。指导患者做肛提肌运动并养成习惯。

3. 路 X，男，43 岁，2012 年 3 月 29 日初诊。

主诉：大便时带血、滴血半年。半年来常有便后肛门滴血或手纸有血。大便日解一两次，尿黄，余无他苦。肛肠科查：肛齿线上呈结节状隆起，3 点、7 点处分别有黄豆大痔核，下蹲用力未见突出。指诊套带血迹。近Ⅱ期内痔。舌淡红，苔薄白润，脉缓（63 次 / 分）。

诊断：肠风下血（气虚火郁，湿热积滞）。

诊治：补益中气，消积凉血。

方药：补中益气汤加味。生黄芪 15g、生晒参 10g、炙甘草 12g、生白术 20g、当归 15g、升麻 5g、柴胡 10g、桔梗 6g、防风 10g、生地黄 25g、金银花 25g、侧柏叶 15g、槐米 15g。水煎，日 1 剂，空腹服，20 剂。

4. 常 X，男，39 岁，焊工，2013 年 3 月 7 日初诊。

主诉：肛周不适，便后灼痛 1 年。近来常觉肛周痒灼难忍，大便日 1~2 次，便不干净。饮酒嗜辣。舌红体大，苔中后部黄厚苔，脉滑。查体：肛齿线下皮肤皱裂普遍增厚肥大，结缔组织增生，呈褐黑色，形状大小不一，集结于 12 点处。3 点处有一梭形肿块，质柔软。外痔Ⅱ期，结缔组织伴静脉曲张。

诊断：痔瘘（气虚火郁）。

诊治：补益中气，清热燥湿止痒。

方药：生黄芪 20g、生晒参 8g、白术 20g、陈皮 20g、升麻 5g、柴胡 10g、草节 12g、当归 15g、金银花 30g、生地黄 20g、枳壳 30g、茵陈 20g、赤小豆 15g、黄芩 12g、苦参 10g。水煎，日 1 剂，第三煎加水坐浴。10 剂。

按

常言道："十人九痔"，可见痔疮的发病率是很高的。不论是内痔、外痔、混合痔，病程在Ⅱ期以内的，采用中药治疗效果很好。但一定要认真做肛肠检查：Ⅰ、Ⅱ期外痔，属结缔组织外痔、静脉曲张性外痔、炎性外痔，用上方案最宜。血栓性外痔常易感染化脓或形成肛瘘、瘘管，用保守治疗需详细观察。而内痔需注意：Ⅱ期、Ⅲ期内痔防止痔核外突不能及时还纳，发生嵌顿而绞窄肿胀，这种情况要及时手法扶纳或手术治疗，以免长期缺血而发生糜烂坏死。另外嘱咐患者，一定要长期坚持肛提肌、会阴部运动，每天间断性锻炼20分钟以上，慢慢养成习惯。此法不仅对痔疮，而且对小便不禁，稍用力则漏尿、前列腺郁积增生、妇女宫颈疾病都有很好的效果。再则，戒辛辣、酒，少吃煎炸肥腻等物。

急性湿疹

1. 邢X，男，38岁，1994年3月19日初诊。

主诉：周身皮疹瘙痒难忍两个月，加重7天。两个月前因打扫家中，用油漆涂墙后第2天即发双手背及前臂红赤发痒，渐发四肢瘙痒，周身皮肤红赤，四肢为甚，即用中西药对症治疗不能缓解，1周前静脉滴注葡萄糖酸钙、氯化钙3天，症状不解而加重。全身瘙痒灼痛，皮肤红赤，丘疹，黄痂，四肢屈伸侧对称性大面积糜烂、渗液，水疱夹杂，腋下股内间有脓疱。口干口苦，神烦昏聩，大便干燥又5天不解，小便黄赤，体温38～39.5℃。舌绛尖赤，苔黄腻布全舌，脉滑数。

诊断：湿毒疡（湿热火毒蕴滞），急性湿疹。

诊治：宣泄郁火，清热利湿解毒。

方药：升降散合甘露消毒丹加减。僵蚕12g、蝉蜕10g、大黄15g、姜黄12g、白蔻仁6g、藿香12g、黄芩25g、连翘15g、茵陈20g、木通6g、金银花20g、栀子15g、生地黄20g、滑石（包煎）20g、石膏50g、菖蒲15g、川贝母10g、射干6g、薄荷6g。水煎，2日3剂，频服，6剂。

1994年3月23日复诊：服药第二天大便4次，复诊时体温37.2℃，神志清醒，四肢渗液减，部分开始结痂，灼痒仍甚。上方减为日1剂，分4次服，5剂。

1994 年 3 月 29 日三诊：1 周来体温正常。周身红赤皮肤稍减，小脓疱退，结痂渗水止，大便日 2 次，稀便。遵上方：僵蚕 12g、蝉蜕 10g、姜黄 10g、大黄 10g、白蔻仁 6g、藿香 10g、黄芩 25g、连翘 15g、茵陈 15g、木通 6g、金银花 15g、炒栀子 12g、生地黄 20g、玄参 15g、滑石（包煎）35g、生石膏（先煎）30g、菖蒲 15g、川贝母 10g、薄荷 6g。水煎，2 日 3 剂，10 剂。

1994 年 6 月 26 日，患者组织乐队敲锣打鼓送来锦旗一面，告曰：服完最后 10 剂中药后，周身皮疹全部消退，自行停药，再未出现皮疹云云。

2. 高 X，男，34 岁，2000 年 7 月 12 日初诊。

主诉：四肢皮疹瘙痒难忍 7 天。有慢性湿疹史 13 年，近 4 年未犯。7 天前因家中装修，多次接触油漆而发，从手背先起瘙痒灼热泛及上肢前臂，下肢两胫，皮肤红赤，渗出流水，间有小面积溃烂，少量黄痂，双腕外上方丘疹、小脓疱。身热胸闷，大便偏干，一两日一解，尿黄。体温 38℃。舌红赤，苔薄黄，脉滑数。

诊断：湿毒疡（郁火久伏，湿热蕴滞），亚急性湿疹。

诊治：宣泄郁火，利湿解毒。

方药：升降散合甘露消毒丹加减。僵蚕 12g、蝉蜕 10g、大黄 10g、姜黄 10g、白蔻仁 6g、藿香 10g、茵陈 18g、滑石（包煎）25g、木通 6g、菖蒲 12g、黄芩 20g、连翘 15g、金银花 15g、川贝母 10g、射干 6g、薄荷 8g、生地黄 15g、玄参

15g、滑石（包煎）30g、生石膏（先煎）30g、炒栀子 12g。水煎，日 1 剂，10 剂。

慢性湿疹

刘 X，男，48 岁，1997 年 5 月 3 日初诊。

主诉：双腿胫部及肛门周围瘙痒难忍 3 年。3 年前因多次接触油漆后发急性泛发性湿疹 3 月余，临床痊愈后留双胫部及肛周瘙痒不休至今，日轻夜重，辛辣酒类饮食则更甚。饮食正常，二便利，因瘙痒经常睡觉不实，心烦神闷。查体：膝以下至踝上皮肤粗糙增厚，胫前苔藓样变，周围皮肤暗红伴色素沉着，布明显抓搔血痕，少有浅红色渗出。肛门周围皮肤皱褶粗糙，夹有裂痕，少有渗出。舌暗红，苔薄白，脉弦滑（84 次 / 分）。

诊断：湿毒疡（湿热交蒸，气虚血瘀），慢性湿疹。

诊治：益气活血透达，清热利湿止痒。

方药：加味二妙散合助阳止痒汤加减。生黄芪 20g、桃仁 12g、红花 12g、皂角刺 18g、赤芍 15g、炮甲珠（研冲）4g、黄柏 15g、苍术 15g、薏苡仁 20g、忍冬藤 18g、桑枝 15g、木瓜 12g、防己 12g、怀牛膝 12g、生地黄 20g、生石膏（先煎）30g、栀子 12g。水煎，日 1 剂，空腹服，10 剂。每日留 100ml 药液，外用纱布湿敷。

1997 年 5 月 16 日复诊：已服中药 10 剂，双胫、肛周瘙痒明显减轻，晚上能正常入睡，依方继服 10 剂。

1997 年 5 月 29 日三诊：偶有入夜发痒也不严重，皮损退，脱银屑状皮屑 2/3。因患者经济困难加工作环境不便，制丸常服：黄芪 70g、桃仁 70g、红花 70g、当归 60g、川芎 50g、皂角刺 60g、赤芍 60g、炮甲珠 40g、炒黄柏 60g、苍术 60g、炒薏苡仁 60g、忍冬藤 70g、桑枝 60g、木瓜 50g、防己 50g、怀牛膝 50g、生地黄 80g、生石膏（先煎）80g、炒栀子 60g，共研制蜜丸，9g/ 丸。每服 2 丸，日 3 次。皮损完全消退后减为日 2 次，坚持服药 3 个月以上。

按

急、慢性湿疹是皮肤科常见病、多发病，也是一组极易复发的顽固病，采用中药治疗效果理想。急性渗出、水疱、糜烂者升降散合甘露消毒丹，酌加生地黄、金银花、栀子、生石膏（先煎）；皮肤红赤、皲裂，渗出少或有血汁者，升降散合解毒活血汤加生石膏（先煎）、栀子。慢性湿疹多在下肢，其次为上肢、肛门周围，临床多用王清任助阳止痒汤合加味二妙散。以皮损干燥苔藓样变为甚者，间服透脓汤合解毒活血汤。方证合宜则临床治愈容易，但是到消退期均需制丸或散，坚持服药3~5个月以上方可减少复发。

银屑病

1. 张X，女，21岁，2010年11月11日初诊。

主诉：双肘、双膝硬斑皮疹又发20天。11岁冬天患皮肤病，当时诊为泛发型脓疱型银屑病，服中药24剂临床痊愈。患者今秋以来多次吃火锅、麻辣烫，先有双肘皮疹未介意，近3周双肘皮疹加大增多，双膝及胯并至躯干，偶有发痒。双肘上肢伸侧，膝周及胯，躯干前后布粟粒样、钱币样皮疹，皮疹周围潮红，肘膝皮疹融合呈云母状改变，剥离鳞屑后露薄膜现象，伴筛状出血。近40天来身体任何部位用点力抓红后即发生粟粒样、钱币样皮疹，疑为同形反应。身热怕凉，皮肤干燥，饮食正常，大便干，一两日一次，常有尿频，咽干鼻燥。月经正常。舌深红，苔薄白，舌下络脉瘀滞，脉弦。

诊断：松皮癣（血瘀风燥，郁火伤阴），泛发型脓疱型银屑病（进展期）。

诊治：宣泄郁火，凉血活血。

方药：僵蚕12g、蝉蜕10g、蛇蜕6g、姜黄10g、大黄8g、连翘20g、金银花15g、栀子15g、桃仁12g、红花12g、枳壳12g、葛根20g、赤芍12g、柴胡20g、草节10g、生地黄20g、玄参15g、生石膏（先煎）30g。水煎，日1剂，10剂。

2010年11月28日复诊：已服上方15剂，皮疹周围潮红消失，部分皮损变薄，遵上方再服10剂。

2010年12月20日复诊：首诊中药没改变，共服32剂，周身皮疹消退，双肘可见淡薄如钱币大皮损。为巩固疗效改散：僵蚕60g、蝉蜕50g、蛇蜕20g、姜黄50g、川大黄30g、连翘75g、炒金银花70g、炒栀子60g、桃仁60g、红花60g、枳壳40g、葛根60g、赤芍60g、柴胡60g、炙甘草50g、生地黄80g、玄参60g、生石膏（先煎）80g，共研极细末，每服5g，日4次，1个月后减为日3次，空腹喝。

2. 王X，女，31岁，2014年11月19日初诊。

主诉：全身及头部皮疹15天。患者14岁时患“泛发型脓疱型银屑病”，笔者用中药调治1个月痊愈再未发。产后35天，2周前无明显诱因周身皮疹又发，头皮和上肢重，刺痒不适，纳好，大便偏干，无奶。查体：整个头发下皮疹大部融合厚薄不匀，束状发，梳理困难伴发大量脱屑。躯干及下肢粟粒样、钱币样皮疹，上肢伸侧斑疹融合，肘部为甚，多处呈云母状改变，剥离鳞屑后现薄膜、明显筛状出血。同形反应不明显。易汗而皮肤干燥，皮疹周围潮红。舌红尖赤，舌边少有溃疡，苔薄白，脉弦大。

诊断：松皮癣（产后正气未复，热郁血分而发）。

诊治：益气活血，凉血消风。

方药：助阳止痒汤合解毒活血汤加减。生黄芪30g、当归15g、桃仁12g、红花12g、皂刺15g、赤芍15g、炮甲珠

（研冲）5g、僵蚕10g、蝉蜕10g、连翘20g、枳壳10g、葛根20g、柴胡20g、草节10g、生地黄20g、玄参15g、炒金银花15g、炒栀子15g、生石膏（先煎）30g。水煎，日1剂，分4次服，6剂。

2014年11月27日复诊：已服上中药6剂，未见新发的皮疹，躯干皮疹变薄，少部分开始消退。上方加菊花15g，10剂。

2015年1月19日因母亲感冒侍诊，得知患者前后共服中药36剂，由躯干到上肢、后头皮银屑全部消退，皮疹消失，临床痊愈。

3. 韩X，男，34岁，2015年7月3日初诊。

主诉：头项躯干至臀部泛发皮疹发痒40天。入夏以来，忽然头皮头屑很多，项及臀部泛发皮疹，逐渐增多发痒，腰臀部稍用力搔抓后很快出现与原皮损相同的斑疹。常有脘闷，大便不爽，无皮肤病史。头部皮疹部分融合成片，薄厚不一，束状发。右腰部大片皮疹紧密呈云母状表现，剥离银屑后显示明显薄膜、筛状出血，虽剥离并有出血点，但患者并无明显痛觉。舌红体胖，苔薄黄润，脉缓（62次/分）。

诊断：松皮癣（血分火郁，湿热交炽），银屑病进展期。

诊治：宣泄郁火，清利湿热。

方药：宣痹汤合升降散加减。僵蚕10g、蝉蜕10g、防己15g、防风15g、杏仁15g、半夏15g、滑石（包煎）20g、连翘20g、薏苡仁15g、栀子15g、晚蚕沙（包煎）15g、赤小豆 15g、土茯苓 20g、金银花 15g、生地黄 15g、玄参 15g、槐米 15g。水煎，日 1 剂，空腹喝，10 剂。

2015 年 7 月 14 日复诊：发痒止，躯干皮疹稍有减退，上方加菊花 15g，15 剂。

按

银屑病也是皮肤科常见病、多发病。从西医角度认识，病因复杂且无确切的定论。笔者于临床上观察，血分火郁，皮损干燥或燥裂渗血者多，方用《医林改错》解毒活血汤合升降散取效。其次是湿热郁滞型，皮损发亮或湿痒，或以四肢为甚者，用《温病条辨》宣痹汤、加味二妙汤。也有病程久远，皮损不重但终不能愈的，多是血虚风燥，方选《临证实践》养营疏风汤。这个病反反复复缠绵难愈，中医对该病分型论述也很多，但是所用方药，疗效的可重复性亦不肯定。见效者即可理解为方证合拍，守方坚持都能痊愈，也有数种方案分别试治观察不效的，有待我侪进一步探讨。

神经性皮炎

1. 赵 X，男，41 岁，1995 年 9 月 17 日初诊。

主诉：颈部阵发性瘙痒 3 年。3 年来颈项部经常瘙痒，夜间为甚，常常不能入睡。从去年以来双肘内外亦痒。颈两侧对称性皮疹融合成片，肥厚干燥，有细碎脱屑，皮纹加深，皮嵴隆起，肤色暗褐，呈苔藓样变。双肘窝布粟粒样、绿豆大小多角形扁平丘疹，部分融合。所见皮疹周围布搔抓血痕。常有失眠，情郁心烦，纳正常，二便利。舌暗红，苔薄白，脉弦。

诊断：牛皮癣（血虚风燥），神经性皮炎。

诊治：养血润燥，祛风止痒。

方药：《临证实践》养营疏风汤加减。生地黄 20g、白芍 15g、当归 15g、川芎 12g、炙麻黄 12g、蝉蜕 10g、蛇蜕 5g、红花 12g、炙甘草 10g、小麦 20g、艾叶 10g、炙桑白皮 15g、地骨皮 15g、白鲜皮 15g、葛根 12g。水煎，日 1 剂，10 剂，早晚分服。

1995 年 9 月 30 日复诊：上方 10 剂，瘙痒明显减轻，睡眠较前好，肘窝皮疹稍减。遵上方：生地黄 20g、白芍 12g、当归 15g、川芎 12g、炙麻黄 12g、蝉蜕 10g、蜂房 6g、皂角刺 15g、甘草 10g、红花 12g、艾叶 10g、桑白皮 15g、地骨皮 15g、白鲜皮 15g、粳米（后下）15g，水煎，日 1 剂，10 剂，早晚分服。

按

患者系本单位按摩医生，间断服复诊方药50剂，神经性皮炎痊愈。随访至2009年未发。

2. 南 X，男，39 岁，2010 年 4 月 7 日初诊。

主诉：患神经性皮炎 4 年。颈项瘙痒，肘窝发痒，日轻夜重，致不能正常入睡。神情疲烦，情绪易激，饮食正常，二便(－)。颈项对称性皮疹融合成片，肥厚干燥，有细碎脱屑，皮损纹理明显加深，皮嵴隆起，肤色暗褐，明显苔藓样变。双肘内外侧布粟粒样、绿豆大小的多角型扁平丘疹，少部分融合。项、肘部皮疹周围布搔抓指痕带血。皮肤科曾做病检诊断，神经性皮炎。舌暗红苔薄白，舌下络脉瘀滞。脉弦。

诊断：牛皮癣（血虚风燥）。

治法：养营活血，祛风止痒。

方药：助阳止痒汤合养营疏风汤加减。生黄芪20g、桃仁15g、红花12g、赤芍15g、炮甲珠（研冲）4g、皂角刺15g、生地黄20g、当归15g、川芎12g、炙麻黄12g、蝉蜕10g、草节10g、艾叶10g、桑皮15g、地骨皮15g、白鲜皮15g、生石膏（先煎）35g、葛根12g、粳米（后下）15g。水煎，日1剂，10剂。

2010年4月19日复诊：颈项肘部皮疹有减，瘙痒减轻，上方继服20剂。戒辛辣厚味。

按

中医称神经性皮炎为牛皮癣，是成年人易患的一个顽症，西医认为精神因素是主要诱发原因。通过笔者多年的临床观察，发现血虚风燥是该病主要原因，选《临证实践》养营疏风汤，见效后守方，先汤后散坚持治疗，效果很好！

斑秃（圆形脱发）

1. 尤X，女，25岁，2010年3月8日初诊。

主诉：发现脱发4个月。春节前美容理发发现，百会穴后下方右侧右前方多处脱发，随即服斑秃丸、养血生发胶囊、胱氨酸、谷维素近2个月未效，近来头维穴两侧亦有脱发。查体：百会穴前后，头维穴上方共6处头皮发亮，用一般放大镜观察，边缘有少许卷曲黄细发丝，中间亮光可见毛孔，3cm×5cm三处，4cm×6cm两处，5.5cm×7.5cm一处，基本均为椭圆形。头维穴上两处脱发边缘轻拔仍有松脱头发，头发牵拉试验（+）。评估应为三度脱发。头皮油腻不多。平时月经量多、经期长，轻度贫血（血红蛋白100g/L），纳好，二便正常，易疲劳。舌淡红润，苔薄白，脉缓（62次/分）。

诊断：斑秃（肝肾不足，血虚风燥）。

诊治：滋补肝肾，养血疏风。

方药：七宝美髯丹加味。当归30g、枸杞15g、制何首乌15g、白首乌15g、生地黄15g、炒白芍12g、川芎12g、生晒参10g、生黄芪15g、白术12g、茯神15g、炙甘草6g、补骨脂15g、菟丝子15g、黑芝麻15g、肉桂4g。水煎，日1剂，分4次服，10剂。

2010年3月20日复诊：先脱发处均有毛孔显现，头维穴上头发牵拉不易掉脱。方既效，再服 20 剂。

2. 杜 X，男，27 岁，2010 年 3 月 11 日初诊。

主诉：大量脱发 11 个月。患者 1 年前先有头顶、头两侧圆形脱发，即用中西药调治两个月不效，反而大面积脱发，近两个月两侧眉毛外 1/2 亦脱落。查：两耳上方，枕骨上下方有部分黑发，其他部位几乎全秃，头皮光亮，似有薄浮皮脂，毛孔中依稀可见细弱的黄白细发，余留眉发处牵拉极易脱落，牵拉试验（+）。睡眠不实，情郁神烦，纳谷不匀，大小便正常，体较瘦。舌暗红尖赤，舌下络脉瘀滞，脉弦（81 次 / 分）。

诊断：斑秃（肝肾阴虚，血瘀湿阻）。

诊治：调补肝肾，凉血活血燥湿。

方药：自拟凉血生发汤。当归 50g、川芎 15g、炒白芍 10g、熟地黄 30g、砂仁 6g、丹参 30g、五味子 10g、地骨皮 12g、栀子 12g、杜仲 15g、川续断 15g、阿胶（烊化）10g、黄芩 12g、黑芝麻 15g、桑寄生 15g、升麻 3g、牡丹皮 10g、人工麝香（冲服）0.1g。水煎，日 1 剂，10 剂。

2010 年 3 月 28 日复诊：剩余眉毛和头发未再脱落，头顶至头两侧可见白黄如丝细发，毛孔明显，方既宜，再服 20 剂。

2010 年 5 月 21 日三诊：共服上方 50 剂，头发普遍生长，大部分新发黄软夹白，脱落眉毛大部分开始生长。制丸继服：当归 200g、炙黄芪 60g、川芎 60g、炒白芍 50g、熟地黄 120g、砂仁 20g、丹参 120g、五味子 40g、地骨皮 50g、炒栀子 50g、杜仲炭 50g、川续断 60g、阿胶珠 50g、炒黄芩

50g、黑芝麻 60g、桑寄生 60g、升麻 12g、牡丹皮 40g、人工麝香 5g，共研制蜜丸，9g/ 丸，蜡封保存。每服 2 丸，日 3 次。

按

无论内科或皮肤科，圆形脱发为常见病、多发病。症状明显，诊断容易，但须排除其他原因引起的症状性脱发。笔者临床常分两型论治：肝肾阴虚，气血不足者，选七宝美髯丹合十全大补汤，亦治产后脱发；血热夹瘀夹湿者多见，用验方凉血生发汤，此方亦是得于民间，稍加整理而成。脱发轻、病程短者一般不用麝香，因其价格昂贵。但是用和不用麝香，对于病程长者疗效差别很大。

过敏性紫癜

1. 于 X，女，11 岁，2010 年 2 月 21 日初诊。

代诉：四肢皮疹 3 天，加重 1 天。1 周来感冒不愈，咽干不适时疼，体温 37 ~ 37.8℃，3 天前发现四肢红斑疹，今晨起加重，全身乏力，精神不好，四肢酸痛。饮食正常，大小便利，似有怕风，喜欢喝水，查体：从肘到腕，膝下至踝，密布紫斑暗红疹，部分成片，触摸无明显突起，皮疹表面灼热，压之不褪色。体温 37. 8℃，咽红，两咽峡充血（+）。舌红尖赤，苔薄白，脉浮数（90次/分）。化验血常规：红细胞、白细胞、血小板计数均在正常范围，凝血系列检查正常。尿常规：蛋白（–），红细胞1～3个/HP。

诊断：疫疹（疫热入络伤营），过敏性紫癜（单纯型）。

诊治：清热解表，凉血消斑。

方药：银翘散加味。金银花20g、连翘20g、牛蒡子15g、薄荷（后下）8g、荆芥8g、桔梗6g、草节6g、芦根20g、水牛角30g、丹参15g、玄参15g、黄连8g、生石膏（先煎）30g、麦冬15g、生地黄15g、竹叶5g。水煎，日1剂，分6次服，7剂。

2. 刘X，女，11岁，2010年2月21日初诊。

代诉：四肢忽发皮疹2天。患儿精神好，无明显感冒，昨天晨起发现四肢红疹点，未介意，今早上明显增多来诊。体温36.6℃，精神状况好，饮食正常，小便常黄，大便干燥，咽峡部充血（+）。肘至腕屈侧，胫两侧，布暗红、鲜红疹，偶有红斑，按压不褪色。舌红尖赤，苔薄白，脉浮数（88次/分）。

诊断：疫疹（郁火疫热，入络伤营），过敏性紫癜（单纯型）。

诊治：宣泄郁火，清热凉血。

方药：升降散合银翘散加减。僵蚕10g、蝉蜕6g、姜黄10g、大黄6g、金银花15g、连翘15g、牛蒡子15g、薄荷（后下）6g、荆芥6g、桔梗10g、草节8g、生地黄15g、玄参

15g、生石膏（先煎）30g、芦根 12g、竹叶 5g。水煎，日 1 剂，分 4 次服，5 剂。症状消退后一两日 1 剂，最少再服 7 剂。

3. 王 X，男，12 岁，2010 年 3 月 1 日初诊。

代诉： 阵发性腹痛，恶心、呕吐 2 天。感冒 4 天，发热（体温 37.5 ~ 37.8℃），精神不好，3 天前双胫至踝散在出血点，昨天晨起阵发性腹痛，呕吐，恶心，随即腹泻，大便中似有血迹，随即去吕梁市人民医院检查。化验血常规：血红蛋白 100g/L，白细胞、红细胞、血小板计数均在正常范围。便常规：软便带血迹，潜血（+++），凝血系列正常。

诊断： 疫疹（血分热郁，耗血动血），过敏性紫癜（混合型，下肢、腹型）。

诊治： 清营凉血，散血止血。

方药： 解毒活血汤合犀角地黄汤加减。连翘 20g、金银花 20g、当归 10g、桃仁 10g、红花 6g、炒枳壳 6g、葛根 15g、柴胡 15g、赤芍 10g、白芍 6g、炙甘草 10g、生地黄 15g、水牛角 30g、牡丹皮 6g、生石膏（先煎）30g。水煎，日 1 剂，频服，7 剂。血止，大便化验正常后减为 2 日 1 剂，再坚持服 10 剂以上。

4. 冀 X，男，10 岁，2010 年 3 月 2 日初诊。

代诉： 腿疼不能走路 3 天。患者 3 天前先有感冒发热（体温 37.5 ~ 38.2℃）。3 天后出现腿疼不能走路，肘关节也疼来诊。下肢活动受限，双膝关节红肿灼热，未触及渗液，双肘关节微红肿，腕关节红肿不明显，但牵拉被动活动时患儿呼疼，双上肢屈侧、双下肢内侧、两侧臀部对称性散发瘀点、瘀斑、红疹、红斑，压之不褪色，双胫及大腿内侧较多。咽干时咳，咽峡两侧充血（+），不想吃饭，腹不疼，大便偏干，一两日一次，尿少尿黄，易出汗，精神不好，（体温37.8℃）。舌红尖赤，苔薄白少津，脉数（98次/分）。化验：血沉42mm/h，白细胞10×10^9/L，中性粒细胞84%，红细胞4.5×10^{12}/L，血红蛋白120g/L，血小板计数260×10^9/L。凝血系列：出血时间3min，凝血时间（活化法）2.0min。C反应蛋白38.2mg/L，毛细血管脆性试验（+）。尿常规：红细胞（-），大便潜血（-）。

诊断：疫疹（瘟疫热毒，气血两燔），过敏性紫癜（关节型）。

诊治：清热解毒，凉血泻火。

方药：清瘟败毒饮加减。生石膏（先煎）30g、生地黄12g、玄参12g、水牛角60g、赤芍10g、川黄连5g、栀子10g、桔梗6g、黄芩6g、知母10g、连翘10g、竹叶5g、草节5g、牡丹皮5g、忍冬藤10g。水煎，日1剂，分6次服，7剂。

按

过敏性紫癜，顾名思义，是由某种原因过敏而发，西医对该病的过敏原列之甚多，并做多种过敏试验未果。笔者在临床中观察到，该病具有流行性、传染性，冬末至立夏前最多，是由感冒后发生。因其他原因引起的紫癜不会传染、流行。这种情况也不符合过敏性疾病的发病规律。应该与急性肾小球肾炎、风湿热的发病机理相似，由β-溶血性链球菌感染引起。该类紫癜符合余霖、杨栗山、吴鞠通、王清任诸贤所论的疫疹。案中所列病例都是2010年孟春后记载的，该年冬春，秦晋两地广泛流行，多数是学龄期儿童，笔者在普通的综合门诊，每天最多接诊过31例过敏性紫癜的患者，足见当时的发病率之高。在发病初期潜心研究、观察、印证，拟定好有效方案后，确定处方，“一站式”服务：初期、中后期力求一次医嘱执行，方才缓解了门诊压力，因为紫癜是继发于感冒的，当时的流感病人更多。所治病案单纯型占绝大多数，方药为银翘散合清营汤，1周皮疹均消，但必须巩固；腹型紫癜选解毒活血汤合犀（水牛）角地黄汤；关节型紫癜疫火疫毒最重，须遵《疫疹一得》的清瘟败毒饮大、中、小剂用法用量。当时所治关节型紫癜都是儿童，故用清瘟败毒饮小剂。无论哪种类型，临床痊愈后必须再服药巩固半个月以上方可减少复发。“书到用时方恨少”！因为这一次过敏性紫癜的流行，笔者把关于疫疹的书籍又翻了个遍，遵先贤方证处理这类紫癜后疗效很好。证明古贤诚不我欺！从西医临床来看，较长时间地肌注苄星青霉素，控制咽部的再感染，也是预防此类紫癜的有效手段。

白塞氏综合征

1. 刘X，女，26岁，1979年6月12日初诊。

主诉：外阴疼痛6个月，小便时剧痛，口腔溃疡反复发作，经常不能顺利吃饭。两个月前于山西省人民医院妇科检查：大小阴唇间两处溃疡，于妇科住院24天，病未确诊，出院回家后仍外阴灼痛不休。情绪低落，心烦心悸，失眠多梦，手足烦热而怕冷，纳不匀，大便干稀不调，口干不喜饮水。近2周又增双眼睑、巩膜红赤，畏光不适。其父心切，又请柳林县人民医院内科、五官科、妇产科医生会诊，众口共议不能确诊，建议再次外出诊治。当时笔者正在背诵西医《实用内科学》，认真听完全部病历时，不由脱口而出，此乃白塞氏综合征，提醒大家都翻书查阅，得以确诊。但是该病西药没有针对性药物，家属要求中医调治。舌红瘦，苔薄白少津，脉弦细。

诊断：狐惑（中虚聚湿酿热，湿热内生）。

诊治：清热化湿，益气养阴。

方药：百合30g、生地黄30g、炙甘草15g、党参10g、半夏 15g、干姜 10g、黄芩 12g、川黄连 6g、栀子 15g、防风 15g、生石膏（先煎）30g、藿香 12g、大枣 7 枚。水煎，日 1 剂，分 4 次服，5 剂。

1979 年 6 月 17 日复诊：服中药 5 剂，外阴灼痛明显减轻，夜晚能睡，双眼红赤畏光减。上方加滑石 20g，10 剂。

1979 年 6 月 29 日三诊：目赤畏光痊愈，口疮 1 周来未发，妇科查外阴溃疡消失，但仍感不适，偶有灼痛。睡眠好转，每晚能睡 6 小时以上。方药：炙甘草 15g、党参 10g、百合 25g、生地黄 25g、半夏 15g、生姜皮 8g、黄芩 10g、川黄连 10g、栀子 12g、防风 12g、生石膏（先煎）30g、滑石（包煎）20g、大枣 7 枚，20 剂。

按

该案白塞氏综合征是笔者遵循《金匮要略》狐惑、百合病的治法处方，系统观察治愈的首例病人。在当时中医病房是隶属于西医内科的，为了更好地开展工作，笔者将西医《诊断学》《物理诊断学》系统自学后，诵读了当时的《实用内科学》第6版，正好遇到这样一个典型病例，可惜众人不学习不钻研，而让笔者这个“中学西”的年轻中医赢得了家属和病人的信任，得以施展经方的威力。病人积极配合，医者小心细心处方，前后共服中药72剂，历经3个月临床治愈。后来收治的白塞氏综合征，同时出现口、眼、生殖器及皮疹这样典型的病人不多，一般是两种症状同时出现，以眼、生殖器最多，追问病史时多有咽部、口腔溃疡或者有皮疹。依统计数据显示，中国人患白塞氏综合征的男女比例为1：6.3，在笔者有记载的病例中都是女性，还从来没看过一个男性，确实是女性病人占大多数。治疗原则：如果有精神神经症状的选百合地黄汤合甘草泻心汤，如上述病人。没有的选甘草泻心汤合泻黄散，一般用药7~10剂即可见效，坚持服药3个月以上临床痊愈。该病极易复发，不一定半年、一年或者几年，但施以原法仍有良效。属于复发者疗程须长，先汤后丸应坚持1年以上！白塞氏综合征于西医的皮肤科、内科、妇科、口腔科、眼科均有记载，依文献报道当属内科免疫、结缔组织范畴。若能坚持用中医药治疗，近期、远期疗效均好，更不引起服用激素及免疫制剂如雷公藤、左旋咪唑的不良反应。

2. 王X，女，44岁，2015年1月2日初诊。

主诉：外阴灼痛不适，时轻时重1年。左右眼睑红赤或起红疹，此起彼伏。偶有舌疼口疮，近来未发。10个月前去山西省人民医院，两次病检均诊为“白塞氏综合征”。先服昆明山海棠、左旋咪唑、雷公藤加护肝片2个月不效，改服转移因子、醋酸泼尼松1个月，症状减约1/2，将强的松由300mg减为150mg7天，症又反复，来求中医治疗。患者神情抑郁，常噩梦纷纭，面黄褐少言，纳尚可，饭后常有脘闷腹饱，大便稀软，日解一两次。身热但怕冷，自觉双眼不适视昏（左右视力1.2），外阴不适，小便时灼痛，口腔舌头不适但近来未发现溃烂。舌暗红，苔薄黄，舌下静脉瘀滞。脉细双关弦。

诊断：狐惑（中虚聚湿酿热，湿热内伤气阴）。

诊治：清热化湿，益气养阴。

方药：炙甘草15g、防风15g、生石膏（先煎）30g、栀子12g、黄芩12g、黄连10g、生晒参10g、百合20g、生地黄30g、半夏15g、干姜10g、藿香12g、大枣7枚。水煎，日1剂，空腹服，10剂。嘱其以7天为一个阶段递减激素。

2015年1月16日复诊：服药第2天即自行停服醋酸泼尼松。服10剂后，眼睑红赤明显消退，外阴灼疼轻，情绪安定，精神状况好，纳正常。庆幸没有发生突然停用激素的反应。方药：百合30g、生地黄30g、炙甘草15g、防风15g、生石膏（先煎）30g、栀子12g、黄芩12g、黄连10g、生晒参10g、半夏15g、干姜10g、藿香12g、龙眼肉20g，20剂。

按

为什么口、眼、生殖器及皮肤的一组病症，用调脾胃的甘草泻心汤及泻黄散来治疗呢？从脏腑辨证很好理解：脾开窍于口，脾主四肢肌肉，在五轮眼睑属脾。该病本质是个寒热错杂症，最宜甘草泻心汤合泻黄散。

掌跖角化病

1. 刘X，女，27岁，2012年11月7日初诊。

主诉：自幼脚底茧厚，硬痛，不敢多走。查体：双手掌皮肤粗厚糙裂，无嫩软皮肤。双脚从跖侧脚跟粗厚糙裂，明显重于双手，趾指周糙皮。曾做病检报告：豆状角化过度，符合钱币状掌跖角化病。告以不治。返回家乡来诊。

诊断：鹅掌风（湿热交蒸，脉络瘀滞）。

诊治：清热利湿，活血生肌。

方药：生黄芪20g、炮甲珠（研冲）5g、当归15g、川芎12g、皂角刺15g、黄柏15g、苍术15g、薏苡仁20g、忍冬藤20g、木瓜15g、防己15g、桑枝15g、怀牛膝12g、生地黄20g、玄参15g。水煎，日1剂，空腹服，10剂。

2012年11月24日复诊：上方已服10剂，手足厚茧明显变薄，方既效，继服30剂后制丸。

2. 毛X，女，31，2013年10月27日初诊。

主诉：自幼患“掌跖角化病”，手足皮肤粗厚糙裂，双脚重于双手，脚跟糙裂甚则出血，疼痛不能多走，秋冬重，月经正常，余无他苦。

诊断：鹅掌风（湿热下注，郁阻经络）。

诊治：清热利湿，活血通络。

方药：生黄芪 20g、当归 15g、川芎 12g、炮甲珠（研冲）5g、皂角刺 15g、黄柏 15g、苍术 15g、忍冬藤 20g、薏苡仁 20g、桑枝 15g、木瓜 15g、防己 15g、怀牛膝 12g、生地黄 20g、玄参 15g。水煎，日 1 剂，10 剂。

掌跖脓疱病

1. 武 X，女，54 岁，2010 年 5 月 11 日初诊。

主诉：手掌、脚板底斑点发痒，时轻时重 16 个月，加重 2 个月。双手掌、双脚底红斑间有部位较深的脓疱，用力挤压似有脓液不畅，皮疹处搔抓后灼痛，微痒。指跖未发现皮疹。常有咽疼咽干，咽部充血（±）。纳正常，二便利。脓疱液细菌培养（-）。病检报告：符合单纯性脓疱病。

诊断：鹅掌风（湿热交蒸，脉络瘀滞）。

诊治：活血托脓，清利湿热。

方药：透脓散合加味二妙散加减。生黄芪 20g、炮甲珠（研冲）5g、当归 15g、川芎 12g、皂角刺 15g、黄柏 15g、苍术 15g、忍冬藤 20g、金银花 15g、薏苡仁 20g、桑枝 15g、木瓜 15g、防己 15g、川牛膝 12g、生地黄 18g、玄参 15g、炒栀子 12g。水煎，日 1 剂，10 剂。

2. 武X，女，51岁，2010年7月24日初诊。

主诉：手足掌斑点灼痛10个月。患者与姐姐外出共同做病检和脓疱液细菌培养，诊为掌跖脓疱病。行走多则双脚底灼痛，休息后觉手足掌发痒但不厉害。双手掌、双足底布红斑间夹水疱，多处脓疱部位较深，双手轻双脚掌重，指趾皮肤无皮疹发现。月经基本正常，经血不多。因其姐姐经治已愈，慕名前来求诊。

诊断：鹅掌风（湿热交蒸，脉络瘀滞）。

诊治：活血托脓，清利湿热。

方药：透脓散合加味二妙散加减。生黄芪20g、黄柏15g、苍术15g、薏苡仁20g、炮甲珠（研冲）3g、当归15g、川芎12g、皂角刺18g、怀牛膝10g、忍冬藤20g、桑枝15g、木瓜15g、防己15g、生地黄20g、玄参20g、紫花地丁15g、蒲公英15g。水煎，日1剂，空腹服，20剂。

足癣感染

1. 杨X，男，27岁，2008年7月7日初诊。

主诉：常有脚气发痒伴发趾间水疱，近10天来双脚红肿流水夹脓，周身不适，便干尿黄，疼痛行走不便来诊。查体：体温38℃。易汗脚，奇臭难闻。涌泉穴前表皮角质层浸软发白，2、3、4趾间鲜红糜烂，集结脓疱渗液，脚背红肿，双侧腹股沟淋巴结肿大。舌质红，苔薄白，脉弦滑数（87次/分）。

诊断：双足湿毒疡（湿热交蒸，气血瘀阻）。

诊治：清热利湿，活血解毒。

方药：生黄芪20g、炮甲珠（研冲）5g、当归25g、川芎12g、皂角刺15g、黄柏15g、苍术15g、薏苡仁20g、川牛膝12g、忍冬藤20g、金银花30g、玄参30g、瓜蒌40g、茵陈18g。水煎，2日3剂，日分6次服，6剂。

2008年7月13日复诊：双脚红肿热痛减，流水脓汁少，体温36.7℃。方药：生黄芪20g、当归15g、川芎12g、皂角刺15g、黄柏15g、苍术15g、桑枝15g、薏苡仁20g、忍冬藤20g、木瓜12g、怀牛膝12g、防己12g、生地黄20g、玄参20g、栀子12g、金银花15g。水煎，日1剂，10剂。嘱咐：皮损愈后选"治足癣水"经常处理，不会再发。

2. 问X，男，29岁，2009年7月3日初诊。

主诉：脚肿疼痛1周。双脚奇痒，晚上更甚，奇臭难闻，近1周来红肿流脓水灼痛，尿少黄赤，大便利，身困不适，体温38.4℃。脚汗多，掌跖间表皮角质层浸软发白，2、3、4趾间鲜红溃烂，兼夹脓疱渗液，脚背红肿触之灼热，双侧腹股沟淋巴结肿大触痛。舌质红，苔薄黄，脉滑数（88次/分）。

诊断：下肢湿毒疡（湿热火郁，气血瘀阻）。

诊治：清热利湿，活血解毒。

方药： 生黄芪 20g、炮甲珠（研冲）5g、皂角刺 15g、当归 15g、川芎 12g、黄柏 15g、苍术 15g、薏苡仁 20g、忍冬藤 20g、川牛膝 12g、知母 20g、金银花 20g、连翘 20g、瓜蒌 25g、丹参 20g、制乳没（包煎）各 12g。水煎，日 1 剂，分 4 次服，10 剂。

按

笔者治疗掌跖角化症、掌跖脓疱病是在治疗足癣继发感染的过程中受到启发的，所用方药由透脓散合加味二妙散组成，三组病证一方统治，施之于临床，竟获良效！特别是西医认为不治、难治的掌跖角化症、掌跖脓疱病，竟用中药获效。虽为“小疾”，但属顽症，施用中药很有价值。足癣继发感染者都是由平时不注意卫生引起，所以嘱咐患者勤讲卫生，每天必须用肥皂洗脚，如此操作是完全可以预防的，已经感染发炎的及时用案中方药治疗，效果都很理想。

痤疮

1. 高 X，女，17 岁，2013 年 3 月 3 日初诊。

主诉： 面部、前胸后背上方皮疹 2 年，皮肤发红，圆顶状丘疹，伴发充血红皮疹，前额、下颌间有大小不一的脓疱，触之疼痛。两颊间有疤痕,触之硬结。鼻部及周围很少皮疹。间有小面积正常皮肤红赤少夹色素沉着。饮食正常，极喜欢凉饮冷食。大便常干，两三日一解，尿黄或尿不适。月经正常。舌质暗红，苔薄白，脉滑数（86次/分）。

诊断：白头黑头粉刺（热毒蕴滞，血分火郁），痤疮。

诊治：宣泄郁火，活血解毒。

方药：升降散合解毒活血汤加减。僵蚕12g、蝉蜕10g、姜黄10g、大黄15g、连翘20g、金银花18g、栀子12g、桃仁12g、红花12g、赤芍15g、当归15g、枳壳12g、葛根20g、柴胡20g、草节10g、生地黄15g、玄参15g、生石膏（先煎）30g。水煎，日1剂，饭后1小时服，10剂。

2013年3月16日复诊：服上方10剂，面部、胸背皮疹均减，脓疱大多数消失，大便日解两三次，继服10剂。嘱患者多食蔬菜水果，保持大便通畅，忌吃辛味食物。

2. 庞X，男，28岁，2013年3月7日初诊。

主诉：面部及胸背痤疮12年，加重1年。自15岁起面部常起皮疹、脓疱，求医问人说青春期过后就好啦。近1年加重，并及胸背，间断用中西药治疗未效，近1年来皮疹更多，微痒微痛。查体：两颊、下巴、前额，密集发红圆顶丘疹，伴充血红皮疹。两颊及下巴兼夹脓疱，大小不等，触之疼痛。右颧外两处疤痕，触之肿硬油滑。前胸后背上方多布红皮疹少夹脓疱。正常皮肤红赤，无明显色素沉着。喜食辛辣，体胖易汗，纳好，二便利。舌红尖赤体大，苔薄黄腻，脉弦滑

（84次/分）。

诊断：粉刺（火毒壅滞，血分热郁）。

诊治：宣泄郁火，活血解毒。

方药：僵蚕12g、蝉蜕10g、大黄12g、连翘20g、金银花20g、桃仁15g、红花12g、赤芍15g、葛根20g、柴胡20g、草节10g、生地黄20g、玄参15g、知母18g、瓜蒌25g、丹参20g、土茯苓20g、制乳没各12g、炮甲珠（研冲）5g。水煎，日1剂，10剂。戒食辛辣厚味食物。

3. 穆X，女，24岁，2013年3月19日初诊。

主诉：面额遍布皮疹，大小不等，并及颈项发际，皮肤色丘疹，前额两颊间发大小不等的脓疱，触之疼痛，间有疤痕，扪之较硬，遍布发红的圆顶状丘疹、充血性红皮疹。鼻部及周围很少皮疹。间有小面积正常皮肤但色素沉着。口干喜饮，纳好，大便常干，易汗。舌红尖赤，苔薄白，脉弦滑。

诊断：粉刺（热毒蕴滞，血分火郁）。

诊治：宣泄郁火，解毒活血。

方药：升降散合解毒活血汤加减。僵蚕12g、蝉蜕10g、姜黄12g、大黄12g、连翘20g、桃仁15g、红花12g、当归15g、枳壳12g、葛根20g、赤芍15g、柴胡20g、草节12g、生地黄20g、玄参15g、生石膏（先煎）50g、栀子15g、金银花15g。水煎，日1剂，7剂。

2013年3月28日复诊：面部皮疹稍减，极少有新发脓疱，上方继服20剂。

按

痤疮是多数人青春期必须经过的一个疾病，特别是男性。虽然是青春期但皮疹超过2度，或年龄超过20岁不消退反而加重者，必当医治。笔者治疗痤疮常分三型论治：首先，是寒湿郁闭，郁久化火而发。此型体质常处于“亚健康”状态，身体较消瘦或虚胖，面色不红润，所见皮疹淡红，皮疹基底暗红，很少有化脓。大的痘疹也是“白头粉刺”。喜欢暖和或不怕暖，口常苦或口干不喜饮水，部分患者常常胃脘不适或纳差，大便利或稀溏。舌淡红，或大或胖。脉缓或弦滑、细滑，或细脉。方用柴胡桂枝干姜汤。其次，郁热久伏，血热阴伤。平时身体健康，面部频发痘疹，大的痘疹基底红赤，顶端常为“黑头粉刺”，或欲化脓，痘疹常及胸背。面色红润，不怕凉，咽口常干，大便利或偏干，尿常黄，舌深红尖赤，苔薄白乏津，舌下静脉瘀滞。脉弦。方用升降散合解毒活血汤。再次，中焦积滞，郁火上乘。壮实体质，或平素过食辛辣，或长期食用烧烤煎炸厚味。面色红赤，痘疹明亮，基底紫红，间有脓疱脓点，常有肿疼，日久间夹疤痕，痘疹大、数量多，常及前胸后背。喜凉怕热，动则易汗，口常干，喜冷饮，纳好，大便偏干，小便黄。舌深红，苔或黄或厚，脉滑有力。方用升降散合消乳汤。案中所列是后两型。按此三法论治，一般服20~40剂，都会收到良效。

蔬菜日光性皮炎

李X，女，39岁，2009年7月27日初诊。

主诉：晨起忽发面部灼热，红肿不能睁眼来诊。面部红赤肿大，眼睑水肿，睁眼困难，颈项红赤，双上肢腕至肘红肿，双侧共8处瘀斑，伸侧间发大小不等的水疱，发热（体温38.3℃），头痛，胸闷，干呕恶心，大便偏干，小便黄赤。舌红赤，苔薄白润，脉浮数。细查其他部位皮肤正常。追问病史回忆，昨天早饭吃大量马齿苋“利肠”，下午卫生大检查值班，烈日下工作2小时许，上身穿半袖衣服。

诊断：大头瘟（素有郁火，热毒诱发），蔬菜日光性皮炎。

诊治：宣泄郁火，疏风散邪。

方药：增损普济消毒饮。僵蚕12g、蝉蜕10g、大黄10g、牛蒡子20g、栀子15g、连翘20g、黄芩12g、黄连10g、板蓝根15g、玄参15g、桔梗10g、草节10g、陈皮15g、薄荷10g、生石膏（先煎）30g、藿香10g、蜂蜜100ml（化入），水煎，日1剂，分4次服，5剂。嘱咐：以后如果吃了大量的绿叶菜时尽量避免长时间日晒，特别是本地的灰灰菜、马齿苋、空心菜、菠菜、油菜等。

玫瑰糠疹

车X，男，28岁，2013年3月1日初诊。

主诉：胸腹背腰及两臀部斑疹发痒6天。近两日来四肢近端也发斑疹瘙痒。查：躯干、四肢近端布大小不一的椭圆形玫瑰色红斑，斑纹顺延皮肤纹理分布，稍大的斑块中间布细薄鳞屑，四肢红斑基本对称分布。咽干口渴，周身不适，身热而怕风，体温38.5℃。大便利，尿常黄，咽红（+）。舌红尖赤，脉数（96次/分）。

诊断：疫疹（郁火内伏，风热上攻），玫瑰糠疹。

诊治：清热解毒，宣散郁火。

方药：银翘散合竹叶柳蒡汤加减。金银花20g、连翘20g、牛蒡子20g、柽柳15g、薄荷10g、荆芥6g、桔梗10g、葛根15g、知母18g、蝉蜕6g、生石膏（先煎）30g、玄参15g、麦冬15g、粳米（后下）18g、炙甘草6g、芦根15g、竹叶8g。水煎，日1剂，7剂。

五官科

耳周湿疹

1. 刘X，男，22岁，2010年2月17日初诊。

主诉：双耳湿痒11天。患者近3年来逢立春前后即发双耳郭细小坚硬红疹，根部红赤，瘙痒异常，不自主抓搔后淡黄脓样水液浸淫蔓延，水疱、脓疱夹杂，整个耳郭皮肤红赤渗黄清水，灼热痒痛。面红，舌红尖赤，布薄腻黄苔，脉滑（82次/分）。

诊断：双耳浸淫疮（风湿热郁），过敏性湿疹。

诊治：发表利湿，清热解毒。

方药：甘露消毒丹合升降散加减。白蔻仁8g、藿香10g、僵蚕12g、蝉蜕10g、姜黄10g、川大黄8g、茵陈18g、滑石（包煎）25g、木通8g、菖蒲12g、连翘15g、黄芩25g、川贝母10g、射干6g、薄荷10g、金银花15g、栀子12g、生石膏（先煎）30g、生地黄15g、玄参15g。水煎，日1剂，分4次服，5剂。

2010年2月24日复诊：双耳皮疹消退2/3，耳周皮肤红赤稍退，大便软，尿黄，瘙痒明显减轻。上方继服5剂。

2013年3月17日随访：患者共服11剂中药后皮损完全消退，自己停药。3年来经冬末春初气候再未发生。

2. 杜X，男，27岁，2010年10月13日初诊。

主诉：双耳湿痒流水7天。患者近5年来每于入冬则发两耳瘙痒，随即红赤，水疱、脓疱夹杂，瘙痒难耐时轻抓接触则淡红夹脓水湿浸淫，双耳皮肤红赤肿胀，皮疹因之结黄厚脓血痂。气候干燥则瘙痒更甚，皮损加重。口干口渴，尿黄不适，大便常干。舌红尖赤，苔白少津，脉数（90次/分）。

诊断：旋耳疮（血分火郁，风寒外袭），过敏性湿疹。

诊治：宣泄郁火，发表清里。

方药：僵蚕12g、蝉蜕10g、姜黄10g、大黄12g、连翘20g、桃仁12g、红花12g、当归15g、枳壳10g、葛根20g、赤芍15g、柴胡20g、草节10g、生地黄20g、玄参20g、金银花15g、生石膏（先煎）30g、栀子15g。水煎，日1剂，5剂。

2010年10月21日复诊：皮疹肿赤消1/2，瘙痒能止，守原方继服5剂。

2014年11月7日随访：服中药10剂，皮疹、皮损完全消失，怕以后又犯，自行买上药又服7剂，共17剂。至今冬以来过敏性湿疹再未发生。

按

过敏性湿疹发生时遍及全身，但单纯的耳周湿疹于临床上从未发现伴有全身症状。临床收治的

10多例病案中，分湿热交炽、血热火郁两型论治：湿热交炽者方选甘露消毒丹合升降散，血热火郁选升降散合解毒活血汤。其中多数病案是以甘露消毒丹取效。

外耳冻疮

1. 徐X，女，24岁，2010年10月12日初诊。

主诉：双耳又发皮肤紫红水肿7天。入冬来双耳又发皮肤紫红水肿，间有鲜嫩红斑，近两日伴发小水疱，灼痛发痒。从18岁开始，入冬发作，春暖后自愈。大便少解，月经正常，手足秋冬后常冷，但从来没发生过冻疮。

诊断：旋耳疮（湿热蕴滞，外寒内热）。

诊治：益气活血，清热利湿。

方药：生黄芪20g、桃仁12g、红花12g、赤芍15g、皂角刺18g、白蔻仁6g、藿香12g、茵陈15g、滑石（包煎）20g、木通6g、菖蒲15g、黄芩20g、连翘15g、川贝母10g、射干6g、薄荷10g、川大黄6g、柽柳15g、荆芥6g。水煎，日1剂，分4次饭后服，5剂。

2010年10月19日复诊：服中药5剂，双耳水疱、红斑消退，红肿变浅，继服10剂，以后未再复发。

2. 门X，男，29岁，2011年10月12日初诊。

主诉：双耳皮肤红紫水肿10天。自幼年起，每到入冬则发冻疮，近10天来耳郭灼热微痒不适，继发红斑，昨天起间有小水疱，轻触即流淡黄水浸淫，手足从未发生过冻疮。大便利，尿常黄。舌红尖赤，苔薄黄润，脉滑（82次/分）。

诊断：旋耳疮（湿热蕴滞，外寒内热）。

诊治：益气活血，清热利湿。

方药：生黄芪20g、红花12g、桃仁12g、赤芍12g、皂角刺18g、藿香12g、白豆蔻6g、木通8g、菖蒲15g、黄芩20g、连翘15g、茵陈15g、滑石20g、川贝母10g、射干10g、薄荷6g、生地黄15g、金银花15g、栀子15g、防风10g、荆芥6g。水煎，日1剂，饭后服，10剂。

按

冻疮，顾名思义，是人体受了冷冻后引起的皮肤病。但是于临床上如果细心观察就会发现，该病发作于初冬和立春前后，隆冬数九则很少发病。细究方知，是人体对0～10℃冷空气的一种过敏反应，不是真正的零下20℃以下的冻伤！类似于特定的冷空气引起的过敏性皮炎。从中医辨证均为湿热交蒸而发，其病机相同，所以用治耳周湿疹的方案能取良效！而湿热病好发于“长夏深秋冬日”，先贤明训冬季有湿热病。但是医者到了冬天，就自然地把清热剂抛到脑后了。

中耳炎

1. 司X，女，13岁，2013年4月17日初诊。

代诉：先有“感冒”，右耳内剧痛张嘴不便两天，忽然不疼。右耳鸣叫不停，周身不适，情绪不安，恶心想吐。第3天早起发现右耳流出黄脓汁后疼痛止，无明显臭味。舌红尖赤，苔薄白，双寸脉数。耳窥镜检查：鼓膜内陷，光锥缩短、变形，鼓膜呈橙红色，轻度穿孔，未见液面。锤骨柄向后、向上方移位，虽清洗后仍有黄稀脓汁。右耳拔瓶塞声试验(+)。

诊断：耳脓（火热瘀毒），急性化脓性中耳炎。

诊治：清热解毒，托毒排脓。

方药：生黄芪12g、炮甲珠（研冲）3g、当归10g、川芎10g、皂角刺10g、桔梗6g、知母12g、金银花15g、连翘12g、瓜蒌30g、丹参20g、制乳没（包煎）各10g、白芷12g。水煎，日1剂，分4～6次服，10剂。

2. 贾X，女，15岁，2013年7月7日初诊。

主诉：双侧中耳炎时流脓水4年。近1周左耳又流淡黄稀脓汁，双耳听力测试都有减退，偶有耳鸣，双侧鼓膜均有轻度穿孔。口干口苦，大便干，月经两三月一行。精神好。舌正红尖赤，苔薄黄腻。脉滑数（90次/分）。

诊断：耳疳（热郁湿毒），慢性化脓性中耳炎。

诊治：益气达脓，清利湿毒。

方药：生黄芪 15g、生晒参 5g、炮甲珠（研冲）3g、当归 12g、川芎 12g、皂角刺 15g、白蔻仁 6g、藿香 10g、茵陈 15g、滑石（包煎）15g、木通 6g、黄芩 18g、连翘 15g、菖蒲 12g、川贝母 10g、射干 6g、金银花 18g、炒栀子 12g、川大黄 6g、薄荷 5g。水煎，日 1 剂，分 4 次服，10 剂。

按

中耳炎是儿科乃至成人的常见病，中医称耳脓、耳疳，一般来说诊断容易，临床治愈也不难，关键是复发的问题。若处治不当，反复发作者，能引起许多并发症，很容易损伤听力，导致耳聋。在临床上不论发作期还是远期巩固，中药疗效远胜于抗生素。若急性期或发作期流出为黄脓稠脓液者用透脓散合《医学衷中参西录》消乳汤，若慢性反复发作流出为稀薄脓汁者选透脓散合甘露消毒丹。待脓汁完全干净后，原汤剂改散坚持再服药3个月以上，不易复发。

鼻窦炎

1. 高 X，男，29 岁，2008 年 3 月 2 日初诊。

主诉：头痛 3 个月，加重 3 天。鼻塞鼻阻右侧为甚，前额头痛，晨起发作至上午加重，闷痛头重，下午减轻，晚上基本不疼，嗅味不灵。浊涕，右鼻时流脓涕，时唾痰浊但不咳不喘，偶有耳鸣。纳可，大便偏干，一两日一次，尿常黄，双侧眶上孔处压痛：左（+）、右（++）。双鼻腔内充血肿胀，右中鼻道积脓，冲洗出脓液少量带血。CT 鼻窦位示：双侧额窦区软组织密度增高，右侧显示液面。舌红尖赤，苔薄黄，脉数（98 次 / 分）。

诊断：鼻渊头痛（湿热火郁，闭阻清窍），急性额窦炎。

诊治：清热解毒，活血利湿。

方药：历脑丹（协定方：猫爪草 12g、鹅不食草 5g、苍耳子 15g、菖蒲 15g、蒲公英 15g、紫花地丁 15g、僵蚕 10g、蝉蜕 6g、大黄 5g、葶苈子 15g、白芷 15g、半枝莲 15g、藿香 15g、炙麻黄 10g、干姜 10g、小蓟 15g，根据用量加倍，研末，每次 6g，日 3~4 次，温开水，可加蜂蜜，冲服）加减：猫爪草 15g、鹅不食草 6g、金银花 20g、紫花地丁 20g、沙参 15g、僵蚕 12g、蝉蜕 10g、葶苈子 15g、红花 12g、菖蒲 15g、苍耳子 12g、藿香 12g、大黄 10g、干姜 6g。水煎，日 1 剂，分 6 次服，7 剂。

2. 杜 X，男，28 岁，2008 年 3 月 4 日初诊。

主诉：早晨忽发后头痛致不能睡觉 20 天。近 3 周来每到早上五六点时，忽然枕骨后疼痛惊醒不能入睡，似伴眼部深处闷痛，但不影响视力，晨起活动、劳动后，头痛就减轻消失。呼吸不畅，擤出脓浊血涕后能通畅一段时间，喉咙痰浊量多发黄，有时异臭。咽干口苦，纳谷正常，小便常黄，大便偏干。舌红尖赤，舌苔薄白，脉弦数。双鼻腔内充血（+），嗅裂处有少量积脓。

诊断：鼻渊头痛（湿热火郁，闭阻清窍），蝶窦炎。

诊治：清热解毒，活血利湿。

方药：历脑汤加减。猫爪草 15g、鹅不食草 6g、金银花 20g、紫花地丁 20g、沙参 15g、僵蚕 12g、蝉蜕 10g、葶苈子 15g、红花 12g、菖蒲 15g、苍耳子 12g、辛夷 12g、川大黄 10g、干姜 10g、藿香 15g。水煎，日 1 剂，分 6 次服，10 剂。

3. 栗 X，男，46 岁，1997 年 3 月 11 日初诊。

主诉：前额及面颊剧痛 12 天。两周前先有鼻内不适，呼吸不畅，渐发前额下至上牙疼痛，每于上午则发，到午后疼痛难忍，近两周来上午即剧痛，至午后更增，疼痛难以名状，常觉鼻涕阻塞，擤出黄浊脓涕，偶有脓血，味臭。周身不适，精神不振，似发寒热，不想吃饭。多用止疼药不效。查：体温 38.2℃，眶下孔内下方触痛（++），双侧鼻腔黏膜肿胀充血（++），右侧中鼻道明显脓液。CT 示：鼻窦区显广泛密度阴影，双侧上颌窦区液面，右侧明显。化验血常规：白细胞 11.4×10^{9}/L，中性粒细胞 90%。红细胞 5.0×10^{12}/L。

诊断：鼻渊头痛（湿热火郁，闭阻清窍），上颌窦炎。

诊治：清热解毒托脓，活血利湿通窍。

方药：历脑汤合透脓散加减。生黄芪 15g、当归 12g、川芎 15g、皂角刺 15g、猫爪草 12g、鹅不食草 6g、金银花

20g、紫花地丁20g、黄芩18g、沙参15g、僵蚕12g、蝉蜕10g、葶苈子12g、苍耳子12g、红花15g、大黄10g、藿香15g。水煎，日1剂，分6次服，10剂。

按

鼻窦炎常伴鼻炎发病，特别是慢性鼻窦炎，中医按鼻渊、历脑论治。笔者经多年对该病的研究治疗，确定历脑丹或历脑汤，为治疗鼻渊的“抓主证”方，该方对急慢性鼻窦炎都有良效。急性或慢性发作期用汤剂，疼痛减轻后予服历脑丹9g，日3次，坚持服药2个月以上，如果是上颌窦炎需服药3个月以上，多能治愈。特别注意：鼻腔、鼻窦区有阻碍性疾病如鼻息肉、鼻甲过度肥大、鼻腔结石、鼻中隔过度偏曲、鼻部肿瘤、鼻或周围骨折、儿童腺样体肥大、意外异物阻塞等，都可以阻塞气道继发鼻窦炎，临证必须注意鉴别，处置好相关疾病后鼻窦炎方能治愈。

鼻衄

1. 赵X，男，12岁，2012年4月4日初诊。

代诉：左鼻孔忽然出血不止8小时。患者自幼即发衄血，间隔三五天或1个月，无规律。近1个月来连续出血7次。

面微红，精神好，大便常干，小便黄赤。舌红，苔薄白，脉弦。于北京协和医院耳鼻喉科系统检查，未发现任何器质性疾病，鼻腔内水肿充血亦不明显。

诊断：衄血（肺燥阴伤，热扰血络）。

诊治：养阴清热，凉血止血。

方药：麦冬60g、生地黄30g、玄参20g、白茅根20g、炒黄芩15g、鲜侧柏叶15g、炙甘草10g、姜炭6g。水煎，日1剂，分4次饭后服，10剂。

2. 刘X，女，14岁，2012年5月5日初诊。

主诉：自幼常流鼻血，三五日即发，纳差，体消瘦，二便正常，余无他苦。面少泽，睑淡红。舌红，苔薄白，脉细。

诊断：衄血（肺虚阴伤，热扰血络）。

诊治：清热凉血，益气止血。

方药：生黄芪15g、麦冬30g、生地黄25g、玄参15g、白茅根12g、甘草8g、侧柏叶12g、炒黄芩10g、白蔻仁6g。水煎，日1剂，10剂。

按

鼻衄是儿童常见病、多发病，方药由师兄毛银芳所传，几十年来治疗鼻衄无数，疗效理想，多年来已定为笔者治疗衄血的“抓主证”方。此方不仅治疗鼻衄、鼻洪，对各种部位的热性出血都有良效。需要说明的是：其一，一疗程服药应10剂以上，目的是为了以后不再发病。其二，病史不典型者须排除鼻外伤、鼻部炎症、肿瘤及血液病引起的衄血。

鼻前庭炎

刘X，女，14岁，2014年5月19日初诊。

主诉：鼻腔前红肿溃烂结痂，时轻时重10个月。多用抗生素治疗不效。鼻头红微肿，鼻腔前红赤、溃烂、结黄痂、黄脓涕，人中周红赤，少有结痂，呼吸不畅，常用温盐水冲洗方能畅快呼吸。头不痛，不咳嗽，常咯黄痰。舌红尖赤，舌苔薄黄，脉数（93次/分）。

诊断：鼻腔浸淫疮（肺脾伏热），鼻前庭炎。

诊治：清脾胃泻热毒。

方药：泻黄散合消乳汤加减。甘草12g、防风15g、生石膏（先煎）30g、栀子15g、藿香12g、知母15g、金银花18g、连翘18g、瓜蒌30g、丹参20g、制乳没（包煎）各10g、炮甲珠（研冲）3g。水煎，日1剂，每日留少许药液，用棉签蘸药液湿敷，7剂。

2014年5月30日复诊：浸淫脓痂脓涕全消，鼻头内外仍有红肿充血。方药：甘草10g、防风15g、生石膏（先煎）40g、栀子15g、连翘18g、桃仁12g、红花12g、当归12g、枳壳12g、葛根20g、赤芍15g、生地黄15g、玄参15g、金银花15g、桑白皮15g、地骨皮12g。水煎，日1剂，10剂。

按

鼻腔内感染、鼻前庭炎是临床上常见病，病程长易复发，用抗生素治疗效果不佳。笔者于临证从脾论治，方选泻黄散合消乳汤，或合解毒活血汤，见效快不复发，用泻白散不如泻黄散。

口疮

1. 宋X，男，43岁，1994年7月11日初诊。

主诉：自少年起经常口腔疼痛、口腔溃疡，近2年症有轻重，无休止时，十分痛苦。灼痛剧烈时无法进饮食。查体：下唇内，舌前边缘，两颊布直径2mm、3mm、4mm、5mm的圆形、椭圆形，边界限清晰的小溃疡，稍大者中心微凹陷，上覆淡黄色假膜。舌系带左侧有黄豆大溃疡，呈瓣状隆起，周边暗红色，底部不平微硬，轻触即剧痛难忍。下唇内有一陈旧疤痕。倦困神疲，周身不适，体温37.8℃。颌下淋巴结肿大。面黄。口疼稍减时饮食正常。大便或溏或利，日两三次。舌红润，苔薄腻，脉滑数（94次/分）。

诊断：口疮（心脾积热），复发性阿弗他溃疡。

诊治：寒热并调，清心泻脾。

方药：泻黄散合甘草泻心汤。炙甘草15g、防风15g、藿香 12g、半夏 15g、干姜 10g、生晒参 10g、生石膏（先煎）40g、栀子 15g、黄芩 10g、川黄连 10g、木通 6g、生地黄 15g、竹叶 6g、大枣 4 枚。水煎，日 1 剂，分 4 次空腹服，10 剂。

2. 宋 X，男，41 岁，1994 年 7 月 31 日初诊。

主诉：从 11 岁起经常口疮口疼，每隔二三十天即发，每发作时 1 个月至 40 天不愈，痛甚则不能进饮食。这次口疼又 17 天不休，因其兄宋务荣临床治愈来诊。就诊时面黄睑红，痛苦病容，平时饮食正常，小便常黄，大便不畅。两颊、舌两边布多处直径 2mm、4mm 的椭圆形溃疡，边界清晰，部分溃疡中心微凹陷，上覆淡黄色薄膜。舌下、下唇正前有三处溃疡愈合后疤痕。舌暗红，苔薄黄腻，脉滑（82 次 / 分）。

诊断：口疮（心脾积热），复发性阿弗他溃疡。

诊治：寒热并调，清心泻脾。

方药：泻黄散合甘草泻心汤加减。炙甘草 12g、防风 18g、藿香 12g、半夏 15g、干姜 10g、生晒参 10g、生石膏（先煎）30g、栀子 15g、黄芩 12g、黄连 10g、木通 6g、生地黄 20g、竹叶 6g、川大黄 10g、大枣 4 枚。水煎，日 1 剂，分 4 次空腹服。10 剂。

3. 宋 X，男，20 岁，1994 年 7 月 31 日初诊。

主诉：口疼不能进食 7 天。口疮口疼频发 9 年，上小学后常有口疮口疼，多吃维生素类不效，近 1 周来灼痛流涎不能进食。舌尖舌下及两颊散在直径 2mm、3mm 圆形、椭圆形的溃疡点，边缘清晰，部分溃疡中心微凹陷，布淡黄色薄膜。面黄明润，精神好，平时饮食正常，大便常干，尿黄或赤。舌红尖赤，苔薄微黄，脉数（92次/分）。

诊断：口疮（心脾积热），复发性阿弗他溃疡。

诊治：寒热并调，清心泻脾。

方药：甘草泻心汤合泻黄散加减。草节15g、防风15g、藿香12g、半夏15g、生姜皮6g、太子参12g、生石膏（先煎）50g、栀子15g、黄芩12g、黄连10g、木通8g、生地黄20g、麦冬15g、竹叶6g、大黄10g、升麻3g。水煎，日1剂，分4次空腹服，10剂。

按

口腔溃疡是临床多发病、难治病。初治见效容易，但是极易复发。西医称复发性阿弗他溃疡。案中所列一家两代三人，其实这是一个大家族，兄妹六人中五兄弟都患有口疮，他们的子女中男性六孩都有不同程度的口腔溃疡，四个女儿和她们的姑姑都没有。这样典型的家族遗传现象临床极少见到，两代人都经笔者调治，所处方药大法一致，临床治愈及远期疗效都很理想。该方由泻黄散、甘草泻心汤、导赤散组成，清心火泻脾胃是治疗口疮大法。已成为笔者治疗口腔溃疡的“抓主证”方。在临床上当归六黄汤、清心莲子饮、知柏地黄汤均可辨证施用，但是绝大多数病人宜用清心火泻脾胃的抓主证方。

声带麻痹

1. 朱 X，男，32 岁，2014 年 3 月 12 日初诊。

主诉：先有感冒发热，于第 2 天晨起声音嘶哑，不能发音，神志清晰。即刻喉镜查：喉部黏膜明显红赤充血（++），会厌抬举可，发音嘶哑不清，双侧声带平整，明显充血，右侧声带固定于旁正中位。声门闭合尚可。喉镜诊为右侧声带麻痹。体温 37.6℃，身热不适，少汗，头昏微痛，口干口渴喜饮水，大便一两日一次，偏干，尿黄尿少。舌暗红尖赤，苔薄白少津，舌下络脉瘀滞，脉浮数（92 次 / 分）。西医主张配合激素治疗，患者求中医治疗。

诊断：喑证（郁热壅滞，肺气不宣）。

诊治：宣泄郁热，活血通脉。

方药：升降散合会厌逐瘀汤加减。僵蚕 12g、蝉蜕 10g、姜黄 12g、川大黄 10g、全蝎（切）6g、桃仁 12g、红花 12g、赤芍 12g、当归 12g、玄参 15g、柴胡 20g、生地黄 15g、麦冬 15g、草节 12g、桔梗 10g、枳壳 6g。水煎，日 1 剂，频服，7 剂。

2014 年 3 月 23 日复诊：服药第 4 天，稍能发音，但仍难听清楚。今天来诊，语音、语意基本能听清，头昏、头痛 2 天未发，大便日解一两次，体温：36. 4℃。上方减川大黄为 6g，继服 10 剂。

2. 张 X，男，49 岁，2014 年 5 月 15 日初诊。

主诉：声音嘶哑 34 天。患者 4 周前晨起忽然不能发声，用力能发出很低的声音，旁人基本难听辨清，用力、劳作更重。随即去吕梁市人民医院耳鼻喉科喉镜检查诊为周围性右侧完全性声带麻痹。予以对症治疗 23 天,用力发音可以听清。二便正常，体健，咽部暗红，充血（–）。舌暗红，舌下络脉瘀滞，苔薄白，脉弦。忽发喑证，已历 3 周，无外感症状，咽暗红，充血（–），症同面瘫。

诊断：喑证（气血瘀滞，风邪闭肺）。

诊治：养血活血祛风通络。

方药：牵正桃红四物汤加减。生地黄 20g、赤芍 15g、当归 15g、川芎 12g、桃仁 12g、红花 12g、白附子 15g、僵蚕 10g、全蝎 5g、桑枝 15g、鸡血藤 15g、天麻 10g、羌活 12g、防风 12g、荆芥 6g、蝉蜕 6g、桔梗 6g、枳壳 6g。水煎，日 1 剂，分 4 次服，5 剂。

2014 年 5 月 21 日复诊：发音力增，随便听清，守原方 10 剂。

2014 年 6 月 20 日三诊：咽喉利，语音清晰，已服中药 24 剂。方药：清喉利咽颗粒 1 袋，日 3 次；大活络丸 1 丸，日 2 次，共 10 天。

2015 年 5 月 7 日带着女儿来看痛经，告知声音嘶哑再未发病。

3. 刘X，女，42岁，2012年11月3日初诊。

主诉：晨起忽然发音不出，咽不疼，吞咽无明显障碍，怕冷，精神差，体温38.3℃，不出汗，头痛，二便利，咽部充血（±）。舌红，苔薄白润，脉数不力。

诊断：喑证（少阴外感）。

诊治：助阳解表，祛寒利咽。

方药：麻黄细辛附子汤加味。炙麻黄10g、细辛10g、制附子（先煎）10g、蝉蜕6g、全蝎5g。水煎，日2剂，频服，6剂。

2012年11月7日复诊：服药第2天可以发音有声，今日来诊，语音虽低可以听清内容，自述没力气发音，体温36.7℃。上方减为每日1剂，继服3剂，频服。

按

声带麻痹，从西医角度能找许多原因。周围性麻痹，咽不红不充血者，治同面神经麻痹，方选牵正桃红四物汤；如果局部红赤充血，是为温热疫毒壅滞，方选会厌逐瘀汤合升降散宣泄郁热，活血利咽。方证合拍则都有良效。突然声哑，声音一点儿都发不出，咽红不明显，饮食顺利无碍者，也是临床常见的一种喑证，多由外感引起“大寒犯肾”，给予麻黄细辛附子汤，多收奇效！注意：咽部红赤与不红，是辨别寒热的关键。

眼睑炎及脓肿

1. 郭 X，女，26 岁，2013 年 3 月 19 日初诊。

主诉： 右眼上睑再次红肿热痛，手触之中外侧硬结，顶部较软。今年以来第 3 次发作。前两年常起麦粒肿。余无他苦。舌红尖赤，脉滑（84/ 分）。

诊断： 眼痈（脾经伏火，郁热壅滞）。

诊治： 清脾泄热，清热解毒。

方药： 泻黄散合消乳汤加减。草节 10g、防风 15g、生石膏（先煎）40g、知母 18g、栀子 15g、金银花 20g、连翘 20g、瓜蒌 30g、藿香 12g、丹参 20g、制乳没（包煎）各 12g、炮甲珠（研冲）5g。水煎，日 1 剂，分 4 次服，7 剂。

2. 刘 X，女，27 岁，2013 年 3 月 21 日初诊。

主诉： 左眼睑上下“麦粒肿”又发 3 天。眼睑脓肿反复发作 6 个月。首次发现右睑上下脓肿 1 周许消失，继发左睑上下脓肿反复发作，半年不愈，顶部较软，下睑内有少许脓汁，挤压脓点则排不出脓液。巩膜充血（+），面微红，纳正常，大小便利。舌红，苔薄不润，脉滑数。

诊断： 眼痈（脾经伏火，郁热壅滞）。

诊治：清脾泄热，清热解毒。

方药：泻黄散合消乳汤加减。防风15g、炙甘草12g、生石膏（先煎）35g、藿香12g、栀子15g、金银花20g、连翘20g、知母18g、瓜蒌40g、丹参20g、制乳没各12g、炮甲珠（研冲）3g。水煎，日1剂，分6次服，5剂。

2013年3月26日复诊：上下睑脓肿消1/2许，上方继服10剂。

3. 姚X，男，37岁，2013年3月21日初诊。

主诉：双睑反复红赤，畏光流泪，时轻时重1年，经多家医院眼科调治不愈。有时白睛充血，口气有味，尿黄便利。舌质红，苔薄白，脉滑数（84次/分）。

诊断：睑弦赤烂（脾肺热郁）。

诊治：清脾肺，散郁热。

方药：草节12g、防风15g、生石膏（先煎）40g、栀子15g、藿香12g、僵蚕12g、蝉蜕8g、杭菊15g、桑白皮15g、地骨皮15g、粳米（后下）15g。水煎，日1剂，频服，5剂。

2013年3月29日复诊：近两日眼睑红赤消失。病历有年，宜散巩固：草节50g、防风70g、生石膏（先煎）60g、栀子60g、藿香40g、僵蚕50g、蝉蜕50g、大黄30g、菊花60g、炙桑白皮60g、地骨皮60g、连翘60g，共研制细末，每服5g，日3次。

按

近几年来流行的眼睑炎、眼睑脓肿、麦粒肿，似为小疾，但反复发作，极惹人烦。从中医五轮学说论治，当责之于脾，方用泻黄散取效最快。有脓肿形成合《医学衷中参西录》消乳汤，白睛红赤合泻白散。先汤后散，愈后不易复发。眼睑炎合并巩膜炎者，巩固服药时间宜长。

胬肉攀睛（翼状胬肉）

贺X，女，49岁，2018年4月12日初诊。

主诉：右眼内眦胬肉逐年生长已超过角膜边缘，偶尔右眼不适，视力影响不明显，胬肉瘀红头部隆起，角膜边缘混浊，眼科查为翼状胬肉进展期，已外滴、内服抗生素3周余，不效来诊。

诊断：胬肉攀睛（火热瘀滞）。

诊治：宣泄郁火，化瘀退翳。

方药：王清任加味止痛没药散加减。制没药150g、血竭200g、大黄100g、芒硝100g、石决明200g、蝉蜕100g、蛇蜕100g、陈茶叶10g，共研制细末，每服5g，日3次，饭后1时服。

2018年6月15日复诊：自叙胬肉已经消退。视诊已不明显，为防止复发，令患者依原方半量慢服巩固。

按

胬肉攀睛是眼科常见病，依理应是由慢性炎症引起的，但是外用内服抗生素多不能消退。笔者诵读《医林改错》加味止痛没药散后，依样画葫芦施治于胬肉攀睛，经多年多例观察，疗效很好，均是制散冲服，疗程2个月左右。

暴盲（眼底出血）

岳X，男，49岁，2017年5月7日初诊。

主诉：视力模糊11天。患者2周前先有双眼不适胀困，渐发现视物模糊11天。患高血压病7年（150～180/100～120mmHg），间断服药。11天前忽然双目憋胀，继之视物模糊，伸手五指难辨，即刻去吕梁市人民医院眼科做眼底检查，诊为“双侧眼底出血，当时血压180/118mmHg，即予服降压药后，血压稳定，但视力11天仍未恢复，就诊时血压148/94mmHg，距离60cm左右伸手辨不清五指，平时喜凉快，易汗，仍有眼睛不适，口干喜饮，纳正常，大便日一两次，尿常黄。稍感眼胀困，头昏、头痛近日未发。双睑红，巩膜充血（+）。舌红，苔薄白不润，脉弦（78次/分）。

诊断：暴盲（肝阳上亢，迫血妄行），眼底出血。

诊治：清肝明目，凉血止血。

方药：麦冬 60g、羚羊角粉（冲服）1g、生地黄 30g、玄参 20g、白茅根 25g、鲜侧柏叶 15g、炒黄芩 12g、炙甘草 10g、楮实子 15g。水煎，日 1 剂，分 4 次服。7 剂。西药降压药继续服。

2017 年 5 月 19 日复诊：从前天晨起忽然双眼发亮，伸手眼前五指清楚，心情激动，随即电话报喜。今日视物更清，头闷，眼睛仍不适，上方继服 10 剂，嘱其常测血压。

按

眼底出血是眼科的病症，引起的原因很多。在控制原发病因的前提下，配合中药后其出血很快得以停止、消退，视力恢复。方药即是治衄血的凉血止血汤。

绿风内障（慢性闭角型青光眼）

吴 X，女，46 岁，2016 年 3 月 11 日初诊。

主诉：视物模糊 7 个月。伴两眼干涩，疲劳不适，经前双眼胀痛难忍，经来后不疼。病历 7 个月，曾赴西安市第四医院眼科诊为慢性闭角型青光眼，当时测试眼压 34mmHg，房角狭窄，主张行抗青光眼手术未果。自觉睡眠不好或情绪激动时加重，或有头昏、心烦，月经常提前，经行不畅。舌暗红，苔薄白，脉弦（78 次 / 分）。

诊断：绿风内障（肝郁血虚，清窍失养）。

诊治：疏肝解郁，养血明目。

方药：逍遥散加味。当归 15g、白芍 15g、柴胡 15g、茯神 15g、生白术 15g、炙甘草 10g、楮实子 15g、草决明 15g、薄荷（后下）6g、生姜皮 10g、生地黄 18g。水煎，日 1 剂，分 4 次服，7 剂。

2016 年 3 月 20 日复诊：经行第 2 天，经前“头痛”未发。双目干涩有减，眼疲劳仍明显。方药：枸杞 15g、菊花 15g、生地黄 15g、当归 15g、白芍 15g、柴胡 15g、生白术 15g、茯神 15g、炙甘草 10g、草决明 15g、楮实子 15g、生姜皮 10g、薄荷（后下）6g，10 剂。遵医嘱定期复查，视力有恢复时制散再服半年以上。

按

青光眼是一组庞大复杂的眼科疾病，急性期以甘露醇静脉注射，噻吗洛尔、布林佐胺等滴眼，及时降眼压为要，预防暴盲。症状控制后予服中药，先汤后散坚持治疗半年以上，都能收到良好的效果。有效指征是定期复查眼压正常，视力逐渐恢复。“抓主证”方是逍遥散加味。

图书在版编目（CIP）数据

李鸿琦医案医话 / 李鸿琦编著；李子澎，李文昭整理．— 太原：山西科学技术出版社，2022.3

ISBN 978-7-5377-6163-5

Ⅰ．①李… Ⅱ．①李… ②李… ③李… Ⅲ．①医案—汇编—中国—现代②医话—汇编—中国—现代 Ⅳ．①R249.7

中国版本图书馆 CIP 数据核字（2022）第 012372 号

李鸿琦医案医话

出 版 人	阎文凯
编 著	李鸿琦
整 理	李子澎 李文昭
责任编辑	杨兴华
助理编辑	文世虹
封面设计	岳晓甜
出版发行	山西出版传媒集团·山西科学技术出版社 地址：太原市建设南路 21 号 邮编 030012
编辑部电话	0351-4922078
发行部电话	0351-4922121
经 销	各地新华书店
印 刷	山西基因包装印刷科技股份有限公司
开 本	880mm × 1230mm 1/32
印 张	10
字 数	208 千字
版 次	2022 年 3 月第 1 版
印 次	2022 年 3 月山西第 1 次印刷
书 号	ISBN 978-7-5377-6163-5
定 价	40.00 元